Recueil D'Observations

SUR L'EFFET DES

Eaux Minérales

DE

CAUTERETS

Fragment inédit d'un manuscrit commencé l'année 1749

PAR

Antoine, Théophile et François de BORDEU, Médecins

RECUEILLI ET ANNOTÉ

PAR LE DOCTEUR DUHOURCAU

DE CAUTERETS

PRIX : 1 FR. 50

PAU

G. CAZAUX, LIBRAIRE-ÉDITEUR

24, PLACE DE LA HALLE, 24

SUCCURSALE A CAUTERETS, 1, RUE DE LA RAILLÈRE

1883

RECUEIL D'OBSERVATIONS

SUR L'EFFET

DES EAUX MINÉRALES

DE CAUTERETS

Recueil D'Observations

SUR L'EFFET DES

Eaux Minérales

DE

CAUTERETS

Fragment inédit d'un manuscrit commencé l'année 1740

PAR

Antoine, Théophile et François de BORDEU, médecins

RECUEILLI ET ANNOTÉ

PAR LE DOCTEUR DUHOURCAU

DE CAUTERETS

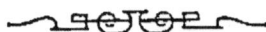

PAU

G. CAZAUX, LIBRAIRE-ÉDITEUR

24, PLACE DE LA HALLE, 24

SUCCURSALE A CAUTERETS, 1, RUE DE LA RAILLÈRE

1883

AVANT-PROPOS

Il y a bientôt vingt ans, la Société d'Hydrologie médicale de Paris était saisie d'un projet d'acquisition d'un manuscrit dû à la plume des trois Bordeu : il appartenait à des descendants de ces ilustres médecins, et avait pour titre : « *Recueil d'observations sur l'effet des eaux minérales de Barèges, de Bagnères et de Cauterets dans la province de Bigorre, des Eaux-Chaudes et des Eaux-Bonnes dans la province de Béarn ; commencé l'année 1749, par MM. Antoine, Théophile, et François de Bordeu, médecins, etc...* »

La commission nommée pour examiner la valeur de cet ouvrage en constata l'authenticité, et déclara, après en avoir fait un scrupuleux examen, « que ce manuscrit, comprenant le relevé d'une période de onze années, de 1749 à 1760, représentait le tome premier du *Journal de Barèges*, œuvre souvent citée sans qu'aucun exemplaire en ait vu le jour, et qu'il renfermait des documents très importants au point de vue de la médecine hydrologique. Mais, ajoutait-elle, si l'on compare son texte avec celui des *Lettres de Bordeu à Mme de Sorbério*, imprimées en 1746, et surtout avec celui des *Recherches sur les maladies chroniques*, on ne reconnait plus dans le manuscrit qu'un travail de préparation, une réunion de notes qui se retrouvent en majeure partie reproduites et développées dans les œuvres imprimées de Théophile Bordeu. »

La publication de ce manuscrit ne lui parut donc pas avoir de caractère urgent et utile, comme il avait été permis de le penser tout d'abord, et la Société rejeta l'offre qui lui était faite.

Je dois à M. le Dr Cardinal, ex-inspecteur et médecin des Eaux de Cauterets, qui me permettra de l'en remercier ici, la communication de la partie de ce manuscrit intéressant cette riche station des Hautes-Pyrénées. Bien que le Dr Lahillonne ait déjà, dans son *Histoire des fontaines de Cauterets*, brillamment analysé ce recueil que j'avais mis à sa disposition, bien que j'en aie moi-même donné un résumé succinct dans mon dernier livre sur *Cauterets et ses Eaux minérales*, comme je ne puis partager l'avis de la Société d'Hydrologie, surtout en ce qui concerne nos sources, je crois faire œuvre utile en publiant les pages de ce manuscrit où les trois Bordeu décrivent l'état de la station il y a plus de cent trente ans, et livrent les observations qu'ils y ont recueillies, en les accompagnant de réflexions originales et pleines d'esprit philosophique.

En relisant les douze pages que dans ses *Lettres*

à Mme de Sorbério (2e édition, corrigée et augmentée impr. à Amsterdam, 1748) Théophile de Bordeu consacre aux fontaines de Cauterets, j'ai pu me convaincre aisément, comme il sera facile à tout autre de le faire, qu'en ce qui regarde Cauterets du moins l'appréciation de la commission de la Société d'Hydrologie est un peu trop absolue : le manuscrit dont je reproduis une partie présente bien des points neufs et intéressants, et est d'ailleurs autrement développé que la 22e lettre de Bordeu; j'aurai du reste, dans mes notes, l'occasion de faire ressortir ces différences.

Quant aux immortelles *Recherches sur les maladies chroniques*, elles n'offrent pas de grands détails sur l'état de Cauterets à l'époque où elles ont été écrites. Si elles renferment quelques-unes des observations relatées dans *le verbal de* 1750 en question, (et je les signalerai à mesure), ces observations sont accompagnées ici de notes et de réflexions primesautières qui en augmentent certainement le charme et la valeur. Elles se trouvent d'ailleurs disséminées dans ce grand ouvrage et perdent par cela même de leur intérêt spécial pour les eaux de Cauterets.

Mais le recueil dont j'extrais ces pages n'est pas, en dehors des œuvres des Bordeu, le seul manuscrit inédit que ces grands médecins aient laissé à leur postérité. En 1875, M. le Dr Duboué, de Pau, communiquait à la Société des sciences, lettres et arts, de cette ville, où avait vécu Bordeu, des fragments d'un autre volumineux ma-

nuscrit intitulé « *Observations sur les Eaux minérales de la généralité d'Auch.* » Celui-ci, de l'aveu
de Théophile Bordeu lui-même, datait de l'an
1773, et était copié des manuscrits antérieurs
venant de son père, de son frère, ou de lui.

J'ai de sérieuses et multiples raisons pour croire que le manuscrit que le Dr Duboué a eu la
bonne fortune d'avoir entre les mains, fait pour
ainsi dire double emploi avec celui qui, sous un
autre titre, était offert en 1865 à la Société d'Hydrologie de Paris : de longs passages relatifs à
Cauterets publiés par le Dr Duboué, et qui se
retrouvent en entier dans la copie que je possède,
m'autorisent à le penser. Néanmoins, je ne crains
pas de le dire, l'édition des œuvres de Th. Bordeu, et la publication faite par le Dr Duboué sont
loin d'oter toute valeur à celle que j'entreprends
aujourd'hui, dans l'intérêt de Cauterets plus particulièrement ; ces motifs me déterminent donc
pleinement à livrer à la publicité la partie qui
suit de ce précieux *Recueil.*

CHAPITRE PREMIER.

Les Eaux de Cauterets.

« Cauterets est un petit village dans les montagnes à l'extrémité de la vallée de Lavedan, en Bigorre. La province a fait faire des chemins magnifiques pour arriver à ce village, où l'on trouve bien des logements très commodes ; ainsi l'on ne doit pas s'arrêter sur ce que Descaunets dit de Cauterets, lorsqu'il avance *qu'il n'est pas facile de s'y faire transporter, qu'on n'y trouve pas à s'y loger commodément, et que ce lieu est dépourvu des choses les plus nécessaires à la vie.*

Les eaux de Cauterets sont connues depuis longtemps. On dit qu'un ancien comte de Bigorre fit donation à un abbé de St-Savin de toute la vallée de Cauterets, pourvu que l'abbé entretînt les bains : « *do tibi totam vallem Cauteresii, modo tamen mansiones balneorum conserves ad balneandum* » (1).

(1) Bordeu a pris ce texte latin dans l'ouvrage de Borie, (La recherche des Eaux Minérales de Cauterez, 1714), texte cité sans doute par l'auteur, simplement de souvenir. La charte de donation, octroyée par Raymond de Bigorre en 945, et transcrite par Pierre de Marca, Président en la Cour du Parlement de Navarre, dans son *Histoire de Béarn et de Bigorre* (Paris 1640), s'exprime ainsi : « Inter cœtera bona quœ ibi diligenter

Il y a beaucoup de fontaines à Cauterets. Les premières ou les plus anciennes se nomment les fontaines des bains ; elles sont dans une montagne au-dessus du village, et elles ont donné le nom à la montagne même qu'on appelle *pic d'aus baïns*, la montagne des bains.

Ces bains jaillissent donc d'une montagne au pied de laquelle le village est situé. Il y a quatre bains : le petit bain, le bain du milieu, la cuve de Pause, et le grand bain.

Ce grand bain (2) est le plus élevé : il y a un bassin fort grand qui est couvert ; il y a deux grands tuyaux de pierre qui fournissent beaucoup d'eau, et on avait bâti le long des murailles du bain un petit mur en forme de siège à l'ancienne mode. Ce bain est ouvert à tout le monde ; l'eau en est fort chaude. Comme celle de tous les

concessi, *Vallem Caldarensem* prædicto monasterio et monachis ibidem servientibus dono et concedo, quatenus ibi ad honorem Dei et B. M. convenienter edificent, et mansiones ad balneandum competentes semper in eodem loco conservent. »

J'appelle l'attention sur ces mots « *Vallem Caldarensem* », Vallée de la Chaudière, (de *Caldarium*, en bas latin chaudière), par allusion aux nombreuses sources chaudes qui jaillissent dans le val en cuvette de Cauterets. Pour moi c'est bien là la véritable origine, l'étymologie vraie du nom de Cauterets, qui se retrouve d'ailleurs dans le mot patois du pays exprimant une chaudière, *Caütèra* d'où *Caütérés*, nom patois et vieille orthographe de Cauterets. (V. *Aperçu historique sur la station thermale de Cauterets, par le D*ᵣ *Duhourcau*, p. 10 et 11.)

(2) Actuellement source de César.

autres elle est de la nature de celles de Barèges, etc...

La cuve de Pause (3) est une petite source qui s'écoule dans un réduit le long d'une cabane : il y dans cet endroit deux bains ou deux cuves de bois où l'on se baigne ; il y a un particulier qui est en possession de ce bain.

Le bain du milieu (4) est plus bas que le précédent : il est a peu près comme le grand bain ouvert à tout le monde, etc...

Enfin le petit bain (5) est plus bas encore, à peu près comme les deux précédents : il se trouve le long d'une maison dont le maître dirige l'eau du petit bain dans les bains qu'on nomme des Pères. Il y a quatre de ces bains qui sont sous une galerie en bois ; il y a deux tuyaux à chaque bain : l'eau d'un des tuyaux vient du petit bain, celle de l'autre vient d'une fontaine particulière qui charrie peu de minéral, et qui est fraiche (6). On m'a dit que cette fontaine change souvent, ce qui prouve qu'elle n'est que de l'eau commune mêlée à quelque filet d'eau minérale.

---

(3) Du nom de son propriétaire ; est sans doute le Pause-Vieux actuel.

(4) Source des Espagnols.

(5) Source de Canarie, et plus tard de Bruzaud, disparue depuis 1854.

(6) Source dénommée par de Secondat en 1750, et par Castelbert en 1762, « tempérée du petit bain, » et donnée par le premier comme ayant été découverte en 1742; elle avait alors 86 1/2 à 87 Farenheit, soit environ 30° 5 centigrades.

Voilà bien des bains qu'on emploie beaucoup pour une grande quantité de maladies, mais ils sont situés dans un endroit si élevé que ceux qui doivent les aller prendre à pied arrivent extrêmement fatigués et au bain pour le prendre et chez eux au village pour se reposer après le bain. Combien ces incommodités et toutes ces peines ne doivent elles pas s'opposer aux bons effets des bains ! Cependant nos anciens ont toujours pris ces bains, ils n'en connaissaient point d'autres, ils s'en sont trouvés à merveille. Le mouvement lui-même n'est-il pas utile pour certaines gens ? (7) D'ailleurs il y a sur l'endroit des bains quelques cabanes où il ne laisse pas d'y avoir du logement, au moins pour ceux qui sont le plus malades.

Et après cela les gens du pays transportent les malades du village aux bains, avec toute la commodité possible.

Il y a longtemps qu'on a demandé si on ne pourrait pas faire descendre l'eau de quelques uns des bains au village. Les sentiments sont partagés: on convient assez ordinairement que cela serait utile et même nécessaire pour les malades, mais cela convient-il pour les eaux ? Auront-elles les mêmes qualités lorsqu'elles seront à la plaine ? Pour moi je me suis déjà expliqué là dessus dans mes lettres, j'ai dit que j'étais étonné qu'on n'eût pas fait descendre quelques-unes des ces sources. Il est aisé

(7) Réflexion sensée et vraie qu'il est bon d'opposer à ceux qui critiquent l'éloignement de certaines sources de Cauterets.

de pourvoir à tous les inconvénients qu'on craint pour les changements de l'eau (8).

Le bain du milieu et le grand bain sont ouverts à tout le monde, ils sont fort abondants, ils ont chacun deux grands tuyaux. Il me semble qu'on pourrait prendre l'eau d'un des tuyaux de chaque bain, et la faire descendre au village. Qu'arrive-rait-il ? Les bains chauds resteraient en haut pour les cas nécessaires, car il en faut de ceux-là ; on aurait des bains tempérés au village, ces bains tempérés seraient fort utiles, etc (9). Peu de gens boivent de cette eau des bains ; c'est pourtant la seule que les anciens aient connue.

(8) Voici le passage de sa 22e lettre à Mme Sorbério auquel Bordeu fait allusion : « On demande si on ne pourrait pas faire descendre quelqu'une de ces sources jusqu'au vallon, où les cabanes se trouvent; on épargnerait bien de la peine aux malades, qui sont obligés de monter sur la montagne, ou de s'y faire porter à grands frais; à mon avis, on le pourrait sans doute, et je m'étonne qu'on ne l'ait point fait ; on n'aurait qu'à faire passer l'eau dans des canaux de brique, et elle ne perdrait presque point dans son trajet; au moins, on pourrait risquer une source ; il n'est point question ici d'aller fouiller pour chercher l'eau; ainsi ce que j'ai dit ailleurs, (Lettres 11e, 17e et 19e) ne doit pas changer l'idée que je propose actuellement. »

L'ombre de Bordeu tressaillerait d'aise si elle pouvait voir quelles fouilles considérables ont été exécutées pour la recherche et le captage de nos sources de l'Est, pour leur descente savamment conduite jusqu'au Vallon, et quels grandioses établissements dans le village même ont remplacé les cabanes situées si haut autrefois sur les flancs du pic des Bains.

(9) Désir réalisé pleinement aujourd'hui que le malade peut prendre bains chauds ou tempérés, au village ou près des sources même.

Remarquez que les bains de Cauterets se trouvent à l'occident de la montagne d'où jaillissent, du côté de l'Orient, les sources de St-Salvador.

Ces eaux sont de même nature ; ne viennent-elles pas du même réservoir ? (10)

Il y a encore bien d'autres sources à Cauterets.

La plus fameuse est celle de Laraillère : elle est à une bonne distance du village sur une autre montagne qui porte le nom de Laraillère.

On ne peut assez s'étonner qu'on n'ait pas fait des chemins commodes pour arriver à cette fontaine (11). Il y a aussi deux tuyaux de pierre qui fournissent chacun une assez bonne quantité d'eau. On boit à cet endroit (12).

L'eau tombe dans des canaux de bois qui vont aboutir à deux petites cabanes assez mal couvertes, où l'on a pratiqué trois bains dans chacune.

Il y a encore une autre petite source moins chaude que la précédente : on ne s'en sert que pour avoir un peu plus d'eau dans les bains d'une des cabanes (13).

---

(10) La géologie de nos jours ne désavouerait pas cette affirmation émise sous forme interrogative.

(11) Malgré les progrès énormes qu'a faits la voirie depuis que ces lignes ont été écrites, nous en sommes encore à formuler le même desideratum Une grande route ne suffit plus à la nombreuse et riche clientèle qui de Cauterets va tous les jours de la belle saison à la Raillère et aux sources du Sud. Il faut désormais songer à créer une voie ferrée, ou tout au moins des tramsways à vapeur pouvant assurer un service rapide et régulier.

(12) Buvette de la Raillère.

(13) Une des sources tempérées actuelles.

Cette source de Laraillère est fort à la mode :
elle a un degré de chaleur si tempéré, elle est si
douce, tant de gens s'en trouvent si bien et pour
l'usage intérieur et pour l'extérieur, qu'il y a ap-
parence que la réputation de cette source durera
longtemps (14). Il est fâcheux qu'on n'y ait pas
fait les travaux nécessaires ; il n'y a qu'un très
petit réduit où l'on peut se mettre à l'abri. Les
bains sont assez mal en ordre, et on pourrait à
peu de frais avoir toutes les commodités nécessaires (15).

On sent en avançant vers le pied de la montagne, le long du gave, une odeur vive de ce qu'on
appelle minéral. Il y a dans cet endroit bien des
petite sources, et il n'est pas douteux qu'on y
trouvât beaucoup d'eau si l'on en avait besoin(16).

Il y a dans un pré le long du gave une fontaine
qu'on nomme de Courbères, ou du Pré, elle est un
peu plus chaude que la précédente, elle est peu
fréquentée, et on n'y a pas fait de travaux (17).

(14) Pronostic heureusement réalisé, et que l'avenir
ne démentira pas.

(15) Les temps et les choses sont changés ; mais chaque année les exigences augmentent, et la Raillère
actuelle, dont Bordeu serait assurément émerveillé, est
devenue insuffisante, et appelle de nouveaux travaux.

(16) Les indications topographiques que donne Bordeu
ne sont pas bien nettes. Sans doute il fait ici allusion à
quelques filets d'eau sulfureuse émergeant au voisinage
des deux sources de la Raillère mentionnées par lui, et
qui ont été réunis depuis sous le nom de « source tempérée du Sud. »

(17) En l'an XIII, le propriétaire de la source fit cons-
truire l'établissement actuel, modeste, mais convenable-

La montagne qu'on nomme de Hourmigan est
auprès de celle de Laraillère ; il y a sur cette
montagne trois ou quatre sources connues. La
première est celle du bois ; elle est dans une petite cabane dans un bois sur la montagne; il y a
deux petits bains de bois assez incommodes, et
l'eau sort au dehors de la cabane par un tuyau de
pierre. Cette source est des plus chaudes, on s'en
sert beaucoup pour les bains (18).

ment agencé. Et depuis, on a découvert au Pré, en 1870
surtout, des sources d'une abondance considérable et
d'une température élevée (49° à 50° c.). C'est à propos
de la fontaine de *Courbères* que Bordeu écrivait dans
ses *Lettres*, (p. 152) : « On parle beaucoup à son occasion, d'une source que l'on prétend être cachée par un
Païsan, parce, dit le peuple, que comme elle contient du
mercure, et comme elle est par conséquent bonne pour
les maladies qui sont du ressort de ce minéral, ceux qui
veulent être les seuls guérisseurs de ces sortes d'incommodités, font cacher cette source; mais c'est ici un de ces
bruits populaires, que j'ai tâché de détruire en désabu-
sant ceux qui étaient prévenus contre des ouvriers, qui
leur paraissaient trop mercenaires ; on m'a aussi nommé
cette source, celle du *Pré*, elle est le long du *Gave*. »
Ce que Bordeu considérait comme un bruit populaire
n'est pas aussi loin qu'il le pensait d'être l'expression de
la vérité : le mercure existe, sinon dans la source du
Pré même, au moins sûrement dans une source voisine,
celle du Petit St-Sauveur, inconnue des Bordeu. Le Dr
F. Garrigou y a constaté et affirmé sa présence.

(18) L'Etablissement du Bois, construit en 1820 pour
remplacer les cabanes, et dont M. C. Camus faisait l'éloge,
tombe en ruines. Depuis trop longtemps déjà il est question
de le réédifier, plus à portée des malheureux écloppés ou
des rhumatisants à qui surtout il offre ses précieuses
ressources. La Vallée et la Cie fermière devraient mettre
à profit cette reconstruction, qu'on ne saurait retarder
davantage, pour installer dans de nouveaux thermes

La deuxième fontaine de Hourmigan est celle de Bayard : elle tient sa dénomination d'un seigneur Béarnais qui y fit faire le petit mur et le petit tuyau de fer qu'on y trouve (19). Celle-ci ne sert que pour l'usage intérieur, il n'y a point de bains:

Un peu plus le long du gave se trouve la troisième source qu'on nomme de Mauhourat, ou mauvais trou. En effet l'eau sort d'une fente de rocher qui est un fort vilain trou, et ou bien des gens ne sauraient descendre sans horreur. Cette eau est fort abondante, bien chaude et elle charrie beaucoup de glaires.

J'ai parlé dans mes lettres d'un sel acide qui se trouve à la voûte du rocher et sur les côtés de la fente : ce sel est un sel vitriolique, comme je le prouverai dans les suites (20). M. Borie avait

dignes de la renommée de Cauterets, des moyens balnéothérapiques en honneur aujourd'hui et que notre station ne possède pas encore, tels que étuves ou bains de vapeur, massage combiné ou non avec la douche à l'instar d'Aix, baignoires électriques à courants localisables, cabines disposées pour bains prolongés ou continus, etc.

(19) Tout cela a disparu depuis de nombreuses années. Et la source Bayard, qu'est-elle devenue ? Ses derniers restes sont-ils bien le mince filet actuel des Yeux ? ou n'est-elle pas plutôt confondue dans la masse des sources des Œufs ?

(20) Dans sa 22ᵉ *Lettre*, Bordeu dit de ce sel : « Ce qu'on doit observer avec attention, par rapport à cette source, car on trouve dans la voûte du rocher des fleurs salines, qui paraissent être formées par la fumée qui s'élève de l'eau, et qui donnent toutes les marques d'acidité ; elles sont aigrelettes, elles bouillonnent avec l'huile

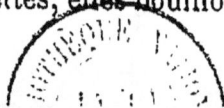

dit quelque chose de ce sel (21).

Enfin il y a dans cet endroit une source qu'on nomme la fontaine des Œufs : il y a tout à risquer en l'allant visiter. Je ne sais comment on pourrait s'y prendre pour y faire des commodités, elle est une des plus chaudes, et pourrait avoir bien des usages. Il y a dans cet endroit un rocher qui

de tartre, et rougissent le sirop violat et la teinture de tournesol : il y aurait bien des remarques et des recherches à faire sur ce sel, je pense qu'il pourrait avoir des usages médicinaux, j'ai ouï dire qu'il était purgatif etc. » A la même époque, de Secondat avait recueilli à Barèges, sur les bords de la route du bain royal, une substance blanche qu'il est intéressant de rapprocher des fleurs salines de Bordeu, écrivait dans ses *Observations de physique*, (p. 63) : « Cette substance était un sel que je reconnus à plusieurs indices pour du sel marin ; il en a le goût ; il pétille de même sur le feu ; ses cristaux quoique confus paraissent formés en cubes. Il faut bien que ce sel existe dans ces eaux minérales ; sans doute que la partie de l'eau qui s'élève en vapeurs jusqu'à la voûte est empreinte de ce sel, que ces vapeurs perdent une partie de leur chaleur par le voisinage de l'air extérieur lorsqu'elles passent dans les crevasses de la voûte, et déposent aux bords de ces crevasses le sel qu'elles contenaient. »

Aujourd'hui que le griffon de Mauhourat est parfaitement capté et clos on ne remarque plus de *fleurs salines* sur les parois de la grotte. Mais au fond de la galerie du rocher par exemple, on peut recueillir assez abondamment à la surface des blocs ou de la roche en place, de ces efflorescences. J'ai fait connaître (*V. Esquise Géologique sur Cauterets*, par le Dr E. Duhourcau, (p. 29 à 32), la nature de ces concrétions que j'ai analysées et dont j'ai expliqué le mode de formation.

(21) J'ai parcouru vainement le livre de Borie ; je n'y ai rien trouvé qui rappelle les fleurs salines de Mauhourat. Ce nom ne figure même pas dans l'ouvrage de 1714.

mouille en partie dans le gave, et le long duquel il sort une grande quantité d'eau minérale (22).

Remarquez que toutes ces sources du Hourmigan sont sur une même ligne : peut-être viennent-elles du même réservoir.

Tel est à peu près le local des eaux de Cauterets.

Comment compter les vertus de ces eaux et les différents usages auxquels on les emploie ?

Il n'est point de médecin dans nos cantons qui ne les regarde comme spécifiques pour la plupart des maladies de l'estomac. On les. emploie tous les jours avec succès contre les maladies de la poitrine, celles même qu'on a crues incurables (23).

Ces eaux sont déjà fort connues à Paris ; les grands médecins les y emploient avec beaucoup de succès (24). Mais en attendant que nous puis-

---

(22) L'art habile de M. l'ingénieur François a su se rendre maître des nombreux griffons des Œufs qui aujourd'hui, dans les magnifiques Thermes de ce nom, *ont bien des usages*, et forment une de ces grandes ressources dont le génie de Bordeu avait eu l'intuition et le pressentiment.

(23) Qu'on veuille bien remarquer cette propriété généralement acceptée des anciens médecins et des Bordeu eux-mêmes, que les eaux de Cauterets sont avant tout spécifiques pour l'estomac ; ce n'est qu'en second lieu que Bordeu fait passer les maladies de poitrine. C'est là en effet une supériorité marquée de Cauterets sur les stations similaires dont les eaux ne sont pas *stomacales.*

(24) S'il en était ainsi en 1750, alors que l'on ne connaissait guère les conditions rigoureuses d'un bon embouteillage, alors que les sources mal captées fournissaient à leur griffon même une eau déjà légèrement

sions avoir un détail circonstancié d'observations sur ces eaux, en attendant que nous soyons bien orientés sur leur analyse, tenons-nous en à ce que de bons auteurs en ont dit.

M. Minvielle (25) remarque que les eaux des bains sont en usage depuis *Charlemagne, qui fit bâtir le monastère de St-Savin, que Raymond, comte de Bigorre, rétablit après la démolition faite par les Normands en 995*. On ne sait d'où cet auteur tire ces remarques (26).

Il dit que l'eau du 1er bain *est proposée à la paralysie, qu'elle convient à la goutte sciatique, qu'elle guérit la hernie venteuse et la céphalée*. Il ne s'appuie sur aucune observation.

L'eau du 2me bain a, dit-il, *la faculté de résoudre les œdèmes des extrémités ; on peut l'employer pour la teigne, et elle profite aux tremblements des membres.*

L'eau du petit bain *résout*, selon lui, *l'enflure de la matrice, et est utile pour ceux qui sont impuis-*

altérée, combien mieux les eaux de Cauterets exportées ne doivent-elles pas réussir aujourd'hui qu'elles ne laissent plus rien à désirer ?

(25) M. Minvielle, Dr en médecine de la Faculté de Montpellier, et un des médecins du Béarn, avait publié en 1774 un *Traité de Médecine Théorique et Pratique extrait des ouvrages de MM. de Bordeu, avec remarques critiques*, etc

Mais le travail, manuscrit ou imprimé, dont Bordeu donne ici des extraits, et qu'il place avant celui de Boric paru en 1714, était-il de ce même auteur ?...

(26) Bordeu en 1750 n'avait donc pas lu l'*Histoire de Béarn*, de Marca ? (Voir plus haut, note 1).

sants pour la génération (27). Il remarque qu'on la prend en boisson et en bains.

L'eau de Laraillère est, dit-il, un remède contre *l'hydropisie aqueuse*, ce qui est bien singulier ; mais il ne rapporte aucune observation. Il ajoute *qu'elle est propre à la pierre des reins et de la vessie, qu'elle lève les obstructions du mésentère, et qu'elle a la propriété de guérir les fièvres intermittentes, et notamment la quotidienne* (28).

Du reste, M. Minvielle avance que ces eaux portent avec elles *le soufre, le bitume, le nitre, le vitriol et l'alun.*

M. de Borie, ancien et fameux médecin de Pau, fit imprimer en 1714 un ouvrage sur les Eaux de Cauterets, dont voici le titre : « *La recherche des eaux minérales de Cauterez, avec la manière d'en user : par le sieur Jean-François de Borie, docteur en médecine. A Tarbe chez Mathieu Roquemaurel*; *in-12 de* 176 *pages.* »

Ce traité a fait beaucoup d'honneur à l'auteur ; il est travaillé avec soin, et il contient à peu de choses près tout ce qui regarde ces eaux. S'il y manque quelque chose, il n'y manque que les

(27) C'est là la première notion nettement donnée de l'action du petit bain des Pères, la fontaine d'Amour de Marguerite de Navarre, plus tard bain de Bruzaud, contre les maladies des organes de la génération. Le petit bain, aujourd'hui disparu, est parfaitement remplacé par la source du Rocher.

(28) Nous retrouvons ici les principales propriétés attribuées de nos jours à l'eau de Mauhourat. La Raillère s'est spécialisée pour ainsi dire dans le traitement des affections de la gorge et de la poitrine.

nouvelles remarques qu'on a faites, et que l'auteur lui-même a faites depuis l'impression de son traité. On peut avancer que M. de Borie a tiré les eaux de Cauterets de l'oubli où on les avait laissées depuis longtemps.

M. de Borie commence par faire une courte histoire des sources. Il en fait ensuite l'analyse, et il conclut que ces eaux *contiennent plus de soufre que de tout autre minéral, un peu plus de fer que de vitriol, par ex. trois parties de soufre, une et demie de fer et une de vitriol* (29).

Il vient aux propriétés médicinales des eaux ; il dit qu'étant prises intérieurement elles réparent l'estomac, elles enlèvent les obstructions, elles poussent par les urines, elles corrigent l'acreté et la salure du sang, et détergent les ulcères intérieurs.

Il dit qu'étant prises extérieurement en forme de bain ou autrement, elles remédient aux douleurs rhumatiques, résolvent les tumeurs froides, fortifient les nerfs, allongent, guérissent les engourdissements, détergent les plaies, ulcères et fistules.

Il entre dans un détail où il prétend prouver que ces eaux ont les propriétés qu'il leur attribue

(29) Borie a donc donné la première analyse où soient indiquées les *proportions* des matières reconnues dans les eaux de Cauterets. Celle de Minvielle, citée plus. haut, si elle n'indique pas les quantités, est cependant plus complète. Mais combien nous sommes loin aujourd'hui de cette simplicité de composition !

*d'une manière toute excellente et toute extraordi-
naire.*

Quoiqu'il ne rapporte aucune observation particulière, il parait pourtant qu'il en a fait beaucoup : il entre dans un détail utile sur toutes les
maladies pour lesquelles on emploie ces eaux.

Il vient ensuite à la comparaison des différentes
sources entre elles, ce n'est pas ici le lieu de le
suivre dans ses raisonnements sur cette matière.

Il sait prescrire des bornes sur ces eaux, il fait
un détail des maladies pour lesquelles il les croit
préjudiciables.

Il prétend qu'elles ne conviennent pas pour les
fièvres intermittentes. Cette opinion doit-elle être
reçue sans aucune restriction ? (30).

Il avance ensuite que ces eaux ne conviennent
pas aux poulmoniques : je puis assurer que M. de
Borie avait changé de sentiment avant sa mort (31)·
On s'en sert tous les jours avec succès pour ces
maladies. M. de Borie même les conseille dans
son livre *en forme de tisane jour et nuit.* Ces eaux
conviennent-elles mieux prises ainsi en boisson
ordinaire que prises le matin ?

C'est ce qu'il faudra examiner ailleurs.

Il parle encore de bien des maladies pour les

(30) Bordeu fait allusion sans doute à ce que Minvielle a dit de leurs propriétés contre ces fièvres, et particulièrement la quotidienne.

(31) Renseignement bon à opposer à ceux qui vou-
draient arguer de l'opinion première de Borie contre la
valeur des Eaux de Cauterets dans le traitement de la
phthisie pulmonaire, ou poulmonie des anciens.

quelles il ne croit pas qu'elles conviennent, et enfin il parle de la façon de les administrer : nous reviendrons sur ces matières dans les suites.

M. de Borie, fils, médecin de la faculté de Paris, a fait imprimer en 1746 une thèse sous ce titre : « *An phtisi ultimum gradum nondum assecutæ, aquæ Cauterienses, vulgó de Cauterets?* » Il conclut affirmativement. Cette thèse est répandue; il serait inutile que j'en donnasse l'abrégé; M. de Borie fils a fait connaître les eaux de Cauterets à Paris, comme M. de Borie père les a fait connaître dans nos provinces. Ils ont fait faire de nouvelles réfléxions, etc... (32).

J'avais parlé dans mes lettres des eaux de Cauterets, je m'étais trompé dans la description du local: du reste j'avais ramassé tout ce qu'on avait dit, etc. (33). Il y a dans le dictionnaire de M. Jarres un article sur les eaux de Cauterets : c'est un mémoire fourni par M. de Borie, fils. Il serait à souhaiter que celui qui a fourni le mémoire sur les eaux de Barèges, qui est dans le même dictionnai-

---

(32) Je regrette pour ma part ce laconisme de Bordeu, car je n'ai pu encore avoir en main ce travail de Borie fils ; mais les conclusions affirmatives qui répondent à la question, sujet de sa thèse, méritent d'être mises en relief, comme venant corroborer et l'opinion tardive de M. Borie le père, et celle des Bordeu eux-mêmes, lesquels faisaient grand cas des Eaux de Cauterets contre la phthisie.

(33) Théophile Bordeu, car c'est bien lui qui écrit ces lignes, n'était donc pas venu à Cauterets avant 1748 ; et c'est vers 1749 ou 1750 au plus tard qu'il faut placer sa première visite à cette station.

re, eût été aussi bien instruit que M. de Borie.

Ecoutons un peu Descaunets (34) : il veut qu'il y ait à Bagnères des eaux comme celles de Barèges. Ce n'est pas assez, il en veut encore comme celles de Cauterets, et il dit que la *nouvelle fontaine d'Artigalongue est analogue à celles de Cauterets*. Remarquez que les Messieurs de Bagnères ont toujours recours à quelque nouvelle fontaine pour fonder leurs comparaisons ; on se lasse enfin de relever les mêmes bévues. On le répéte, le Bigorre est une province très riche en eaux minérales ; celles de Bagnères sont merveilleuses dans bien des cas. On délaye les humeurs, on fait couler la bile, on rafraîchit le sang, on ramollit les solides avec les eaux douces : on donne du mouvement aux humeurs, on purge vivement, on secoue, on excite avec les chaudes ; mais ces eaux sont sèches, salées, un peu ferrugineuses. Celles de Barèges et de Cauterets sont d'une autre nature ; elles sont savonneuses, bitumineuses, chargées d'esprit ; elles sont fondantes, elles pénétrent, elles délayent, elles ouvrent la transpiration, elles sont le destructeur de bien de concrétions lymphatiques qui se forment dans notre corps, elles ont un baume qui vivifie nos humeurs. Enfin il n'y a pas de comparaison à faire entre Barèges, Cauterets, St-Salvador et Bagnères. Ce n'est pas, encore

(34) Descaunets était chirurgien-barbier de Bagnères, et connu, ainsi que nous l'apprend Castelbert (p. 155), sous le nom de « l'Auteur de la Pratique des eaux de Bagnères. »

un coup, que les eaux de Bagnères n'aient des usages fort étendus ; mais pourquoi veut-on tirer à celles de Barèges et de Cauterets ce qui leur appartient si légitimement (35) ?

(35) Bordeu relève assez vertement ici la prétention des *Messieurs de Bagnères*, qui auraient voulu trouver chez eux toutes les ressources de Barèges et de Cauterets. On retrouve la trace de ces mêmes prétentions dans l'ouvrage de Castelbert, mais elles étaient, en 1762, en train de se perdre. « Les bains (de Bagnères), qu'on avait appelés *petit Baredge* et *petit Cauterès*, dit-il p. 154, à cause de l'analogie qu'on avait cru observer entre toutes les eaux de la Bigorre, ont perdu leur réputation. A l'égard du petit Cauterès, on doit moins écouter les bruits vulgaires sur les propriétés de cette source, la crédulité serait trop funeste : l'observation et le raisonnement le plus palpable *s'accordent à défendre* ces eaux dans les ulcères au poumon, hémoptisie ou crachement de sang, asthme, etc., quelque chose qu'on ait avancé sur les vertus de la nouvelle Fontaine d'Artiguelongue qui jetta dans l'extase les scavans de Baignères, et surtout un Frère Capucin, qui décida en dernier ressort que celles de Baignères méritaient la préférence sur celles de Baredge et Cauterès. » La distinction que Bordeu et Castelbert s'efforçaient d'établir si justement entre les eaux de Bagnères d'une part, et celles de Cauterets et Barèges de l'autre, ne saurait être mieux fondée aujourd'hui.

CHAPITRE SECOND

Observations de pratique

1° *Rhumatisme général à la suite de couches.* — Une femme naturellement maigre, sèche, vive, s'étant mise le printemps dernier dans l'eau jusqu'aux deux cuisses, tandis qu'elle était en sueur, et un mois environ après ses couches qui lui avaient laissé une espèce de fièvre lente, fut attaquée quelques jours après d'un rhumatisme aux bras, aux jambes et à tout le reste du corps ; les douleurs se faisaient surtout sentir vivement vers les lombes. Les saignées, les purgations, et tous les autres remèdes usités en pareils cas, ne firent qu'augmenter les douleurs. Les règles se dérangèrent, et il se joignit au rhumatisme, qui durait encore après deux mois de souffrance, des suffocations singulières avec la fièvre continue.

Nous fumes d'avis que la malade se fît transporter à Cauterets ; elle y arriva dans une espèce de lit.

Elle y prit les eaux de Laraillère et se baigna à la même source, au bain le plus chaud ; elle fut en état en 15 jours de monter de son pied aux cabanes des bains, pour y prendre quelques bains et quelques douches au petit bain ; ses règles parurent, son appétit se rétablit, elle s'est retirée parfaitement bien, et elle a fait huit lieues à pied.

N.-B. — Les eaux de Cauterets sont fort en réputation pour les douleurs, surtout parmi le peuple.

La fontaine de Laraillère est moins en vogue que les plus chaudes, qui sont plus fréquentées pour cette maladie. Celle du Bois par exemple, a guéri une quantité prodigieuse de rhumatismes. Je l'ai vue enlever des douleurs les plus vives aux cuisses et aux bras en deux ou trois bains seulement : une abondante sueur paraissait, la peau se dégageait absolument, etc. (36).

On sentira aisément la raison du succès de cette eau chaude sur les tempéraments molasses et cacochymes qui sont en effet ceux que les bains soulagent le plus. Mais il est difficile de concevoir comment ces eaux vives et très-actives ne sont pas nuisibles à des tempéraments secs, vifs et convulsifs, que j'ai vus s'en trouver très-bien ; n'est-il pas étonnant que des humeurs raré-

---

(36) Cette remarque de Bordeu sur l'action des bains du Bois contre le rhumatisme n'a fait que se confirmer dans la suite : leur réputation est aujourd'hui bien établie dans tout le pays. Mais l'état de délabrement de cet établissement, dont la reconstruction est décidée depuis des années, empêche de tirer de ces eaux le parti qu'elles pourraient fournir.

La Vallée, qui en est propriétaire, ne saurait trop se hâter, en réglant son accord avec la Société fermière, de mettre celle-ci en mesure d'édifier les nouveaux thermes où pourront être réunis, plus à portée, une foule de moyens balnéaires inconnus des Bordeu, et qui aideront à relever la réputation, à assurer la valeur antirhumatismale des bains du Bois.

fiées et contenues dans des vaisseaux désséchés dont les battements sont prodigieusement augmentés, ne fassent pas de crevasses à la poitrine, au cerveau, etc.?

Un malade qui est au bain du Bois et aux autres bains chauds de Cauterets, est comme dans une étuve, il est tout en sueur, il respire avec peine du commencement, son visage et toute sa tête se gonflent, ses veines grossissent à vue d'œil, et un calme heureux succède à ces effets.

Un médecin qui craint toujours les engorgements inflammatoires peut-il voir sans frémir un malade tout en feu, tout en éréthisme, prêt, ce semble, à crever dans un instant?

J'ai dit quelque chose à l'article de Barèges contre l'horreur mal entendue qu'on a de la chaleur de nos eaux : ce que j'ai avancé peut rassurer.

Cependant ne déguisons rien : nous voyons des exemples funestes de l'abus des bains et des eaux chaudes. J'ai vu, par exemple, des gens secs, maigres et faibles qui se baignant à la fontaine du Bois ou au petit bain pour des douleurs rhumatismales étaient d'abord soulagés ; mais un mois ou deux après ce calme trompeur, les douleurs reparaissaient avec plus de force que jamais. La maladie n'avait été qu'assoupie ; l'engorgement actuel avait été emporté brusquement, mais il n'avait été dissipé que par une modification particulière des solides et des humeurs, (par un resserrement des uns et par un dessèchement des autres), qui

firent ensuite d'autres arrêts plus forts et plus
compacts. (37).

J'ai cru apercevoir quelque chose d'approchant
dans les maladies aiguës qu'on brusque avec de
copieuses saignées ou des purgatifs réitérés ; on
les calme, on les suspend pour quelque temps,
mais les redoublements viennent plus cruels et
plus dangereux.

La maigreur, la sécheresse, et la raideur extérieures ou apparentes ne sont pas toujours des
signes assurés d'un tempérament vif et aisé à
émouvoir.

Nos paysans sont la plupart secs et maigres,
leur peau est endurcie, ils sont peu charnus, leurs
solides semblent toujours prêts à entrer en convulsion, surtout si l'on peut comparer leur état
avec ce que certains auteurs disent des maladies
des fibres. Cependant les purgatifs les plus vio-
lents, les sudorifiques les plus chauds, nos eaux
les plus actives les émeuvent à peine ; ils sont
difficiles à ébranler.

Au lieu que les gens de ville qui sont maigres,
délicats, tout nerfs pour ainsi dire, sont émus par
le moindre remède. Il est vrai qu'il y a toujours à
décompter sur les plaintes que font les citadins

(37) En lisant ces lignes on ne saurait douter des succès
que procurait le Bois contre le rhumatisme, même dans
les cas qui semblaient le moins justiciables de son
action. Avec les installations complètes que j'ai récla-
mées plus haut pour les nouveaux Thermes du Bois,
on sera assuré des mêmes succès au moins, sans avoir
à craindre les inconvénients que signale ici Bordeu.

sensibles jusqu'à l'excès ; le praticien doit savoir passer sur bien des choses, et ne pas s'en laisser imposer : les cris d'une femme vaporeuse et l'enthousiasme d'une mélancholique ne doivent pas l'arrêter dans l'usage de nos eaux (38).

Je ne saurais passer sous silence une comparaison qui saute aux yeux entre les mélancholiques et ceux qui sont affligés de la colique des peintres. Ce sont de part et d'autre des entrailles qui s'agitent, qui se contractent irrégulièrement. On traite les derniers avec des drastiques, ne ménage-t-on pas trop les autres ? Ces gens secs ont les humeurs gluantes, compactes, difficiles à remuer dans des couloirs vigoureux, les esprits de nos eaux les réveillent efficacement.

Deux dames vinrent en même temps à Cauterets. L'une était grasse, mais sujette à des convulsions étonnantes : tantôt tout son corps tremblait et tremblait pendant des heures, tantôt c'était un membre, tantôt elle suffoquait, enfin elle vomissait le plus souvent un des repas des vingt-quatre heures. L'autre était très-malingre et très-vive, elle séchait à vue d'œil, elle ne dormait point.

Quelles drogues n'avaient-elles pas prises ? Que de laudanum, que de laitages ! de sirops ! de bouillons de poulet et de grenouilles ! Enfin elles

(38) Bordeu, on le voit, tenait grand compte des différences de tempérament entre les malades qu'il dirigeait aux eaux ; tout en attachant avec juste raison une importance majeure aux *constitutions*, la médecine thermale actuelle doit aussi avoir en considération les *tempéraments*.

arrivent à Cauterets munies chacune d'une consultation qui leur prescrivait, après la saignée et la purgation, deux verres d'eau de Laraillère par jour, et les bains les moins chauds de la même fontaine.

La première fit ces remèdes et s'en trouva mal, la seconde ne trouva aucun changement ; au reste elles étaient au lait.

Je fus consulté, et bien prévenu sur les convulsions, l'éréthisme et la chaleur, je défendis le lait. J'ordonnai à la première l'eau de Laraillère en boisson ordinaire, et celle de Mauhourat à la dose de neuf gobelets chaque matin, et le bain des Pères presque aussi chaud qu'il vient du petit bain. J'ordonnai à la seconde d'augmenter la dose de ses eaux à Laraillère.

Elles vinrent à suer, et à se sentir échauffées, à avoir beaucoup d'appétit, à ne pas dormir, mais cela ne dura que quelques jours ; les deux malades prirent le dessus. La première n'a plus de convulsion depuis trois mois. La seconde engraissa et recouvra le sommeil.

Je hasardai trop, si les principes du médecin ordinaire étaient vrais, et ces principes étaient défectueux si je suivis la voie la plus sûre et la plus courte.

Profitant des écarts des malades que j'ai vus sur les lieux se livrer les uns aux eaux trop faibles, et les autres à celles qui sont trop actives, et s'écarter ainsi de leur but, j'ai pris un milieu qui me parait raisonnable.

Ce que j'avais vu arriver sur des étrangers au sujet des purgations dans ce pays me parait mériter place dans ce lieu. On les purge à Paris parfaitement bien, disent-ils, avec deux onces de manne : si nous les purgeons ici de même, les médecines n'ont point d'effet, et ils s'accommodent de nos purgations qui leur réussissent, quoique bien plus fortes. Cela vient, ou de la nature des drogues, ce que j'ai peine à concevoir, ou bien de ce que l'air que nous respirons dans nos montagnes et les aliments dont nous usons engendrent des humeurs plus grossières, et rendent les tempéraments moins susceptibles.

Nous sommes quelquefois obligés de forcer nos malades, nous pouvons les échauffer plus impunément qu'ailleurs, mais notre médecine serait-elle meurtrière loin de nos montagnes ? Est-ce ici le cas de dire que chaque pays doit avoir sa médecine ? Ces maximes générales, dégénérées presque en axiòmes, ont-elles tous les fondements nécessaires (39) ?

2° *Marasme avec perte blanche suites de couches.* — Une femme d'un tempérament sec et bilieux se négligea dans sa troisième couche ; elle se leva trop tôt ; sa perte blanche ne s'arrêta pas à

(39) Ces remarques originales et vraies de Bordeu montrent de quel sens pratique il était doué ; la solution des questions qu'il se pose à leur sujet ne serait guère différente aujourd'hui de celle qu'il laisse deviner, ni plus assurée que de son temps.

l'ordinaire, elle augmenta au contraire, elle commença par épuiser la malade et par exciter des douleurs aux reins, des dégoûts, des faiblesses, suites naturelles de ces sortes d'infirmités : la fièvre parut avec des redoublements marqués chaque soir, et le défaut d'appétit, la maigreur et la débilité devinrent extrêmes.

La boisson des eaux de Laraillère et les bains à la même source arrêtèrent la perte en 15 jours, et cette femme s'est très-bien portée depuis lors.

N. B. — Peu satisfait de ce qu'on avance communément sur l'action de la matrice, sur ce qui fait ses évacuations naturelles, et celles contre nature qui sont accompagnées de tant de symptômes étonnants, nous rappellerons ici quelques maladies du département de ce viscère guéries par l'usage de nos eaux.

3⁰ — *Crachement de sang violent par un dévoiement de la matrice.* — Une fille de 17 ans et qui était bien réglée, vint à perdre ses règles sans qu'il fut possible d'en connaître la cause : on ne pouvait accuser que ce que cette fille, qui a une fort belle voix, faisait en chantant ; cela est même vraisemblable.

Quoi qu'il en soit, cette malade vint à cracher le sang : on lui fit des saignées très fréquentes, on l'envoya à Bagnères.

Ces eaux augmentèrent le crachement ; elles portèrent à la poitrine même et sur la voix ; il fallut les quitter.

Celles de Cauterets, fontaine de Laraillère, prises pendant trois semaines en bains et en boissons, rétablirent les règles, l'appétit et l'embonpoint qui avaient beaucoup diminué.

N. B. — Je me servis d'une légère décoction de safran oriental que j'employai le soir pendant l'usage des eaux. Dès que les règles me parurent s'annoncer par quelques maux aux reins, je fis même la saignée du pied. Les règles parurent en effet comme je les attendais : je fixai mes vues à cet objet.

On avait traité la malade comme poitrinaire, elle jouit depuis quatre mois d'une santé parfaite, et est très bien réglée.

Ce qui me parait fort remarquable, c'est que la malade devint, dix ou douze jours après avoir quitté les eaux, prodigieusement jaune : elle avait un ictère parfait. Quelques apposements et une purgation rémédièrent à ce dérangement.

J'avais vu un cas semblable à Barèges, mais je n'en étais pas plus rassuré pour cela.

Rien de plus difficile à combiner et à éclaircir que ces altérations de la bile : après avoir examiné ce qu'on a dit sur son écoulement, ses mouvements et son exaltation réelle ou prétendue, nous ne sommes pas mieux orientés.

L'action de nos eaux sulfureuses sur la bile et sur le foie exige des examens et des recherches ultérieures ; on sent d'abord qu'elle a du rapport à cette question, savoir s'il est bon, s'il est nécessaire de purger, comme on dit, les eaux en les

finissant; mais cette question n'est pas de ce
lieu (40).

4° — *Perte rouge très opiniâtre*. — Une dame
àgée de 34 ans, d'un tempérament sec et vif, et
hystérique, devint sujette à une perte rouge que
les remèdes ordinaires n'arrêtèrent point. On eut
recours aux eaux de Bagnères, la perte redoubla
et la malade fut aux abois. On la saigna pendant
tout l'hiver, jusqu'à la saison de Bagnères, où elle
fut encore à toute extrémité à la suite de l'usage
des bains du Pré et de Salut. On ne changea pas
de système pour cela; la malade, malgré sa résis-
tance, fut forcée de se faire transporter encore
une fois à Bagnères, où son mal augmenta si
prodigieusement qu'on crut que c'en était fait.

Cependant le soin et le bon tempérament de
la malade la remirent un peu; il lui resta assez
de courage pour résister à son médecin qui osait
encore insister sur Bagnères.

La saison des eaux vint; on se détermina pour
celles de Cauterets. La malade arriva sur les lieux
absolument abattue et perdant tout son sang.
Elle commença par boire seulement trois verres à
Laraillère, elle se baigna à la même source.

(40) Cette observation si courte et les notes si concises
qui la suivent sont pleines d'enseignement. Bordeu avait
saisi les rapports qui lient entre eux les divers organes,
le poumon et l'utérus, par exemple ; il savait l'action de
nos eaux sur chacun d'eux , et le parti que le médecin
peut en tirer en choisissant les eaux les plus convenables
selon les cas, et en aidant leurs effets par une médication
concomitante appropriée.

Ce qu'il y a de singulier, c'est qu'elle entra dans le bain perdant actuellement au point qu'elle rougit son bain en peu de temps ; elle procéda de même deux ou trois jours de suite, et toujours la perte allait son train, elle parut même augmenter.

Mais on insista avec opiniâtreté : l'appétit qui était absolument perdu revint un peu, et de suite les forces ; enfin, huit jours après, au cinquième ou sixième bain, la perte fut arrêtée, elle n'a plus reparu depuis. La dame a pris des forces et de l'embonpoint, elle a fait un enfant ; elle est très bien réglée.

N. B. — Je tiens cette observation de la malade elle-même, d'un médecin de réputation, et de mon père qui furent consultés et qui eurent de la peine à faire éprouver les eaux sulfureuses, tant on était prévenu pour celles de Bagnères.

J'ai vu deux filles qui avaient des pertes rouges presque continuelles, et qui se sont guéries à Cauterets cette année 1750.

L'une usait de l'eau de Laraillère en bains et en boissons. L'autre, qui était plus grasse et plus molasse, but par mon avis de l'eau de Mauhourat, et prit huit ou dix bains de Pause (V. Verb. de 1749.)

Je dirai quelque chose ci-dessous de l'usage des bains dans le temps des pertes (41).

---

(41) Nous verrons plus loin les considérations qui découlent de ces faits.

5º — *Pâles couleurs et leurs suites.* — J'ai vu à
Cauterets des pâles couleurs de toutes les espèces
sur des jeunes et des vieilles filles, avec ou sans
perte rouge et blanche.

J'y ai vu des palpitations singulières, des diffi-
cultés de respirer, des maux à la tête, des gonfle-
ments d'estomac, des engorgements des jambes,
des tintements d'oreilles, des convulsions de toutes les espèces. La plupart de ces malades étaient
ou guéris, ou du moins très soulagés ; les uns
plus tôt en une année, les autres plus tard et en
deux ou trois saisons.

N. B. — C'est ici une maladie pour laquelle on
va le plus communément aux eaux : il n'en est
point, si l'on excepte celles de Barèges, où l'on ne
puisse voir en un jour plus de trente ou quarante
pâles couleurs.

Il n'est point d'eau où il n'en guérisse beaucoup.
Bagnères est surtout fameux pour ces sortes d'incommodités auxquelles les plaisirs et les bonnes
compagnies ne gâtent rien.

Cauterets et les autres sulfureuses du Béarn enlèvent bien depuis 20 ans bien de ces pratiques à
Bagnères : leur réputation s'est établie pour ainsi dire aux dépens de Bagnères.

Il faudra en parlant du rapport de nos eaux rendre à chacune la part qui lui est due, tant à l'é-
gard des pâles couleurs qu'à celui de bien d'autres maladies, c'est-à-dire distinguer et détermi-
ner les cas. A dire vrai, la chose n'est pas aisée,

et je la trouve plus difficile plus je vais ; on verra
à quoi mes observations m'ont conduit (42).

6° *Maladie de poitrine compliquée.* — Un jeune
homme âgé de 17 ans, d'un tempérament bilieux,
sujet à des accès de fièvre irréguliers, essuya une
fièvre maligne dans laquelle la tête se prit ; elle
se dégagea ensuite, mais il resta un embarras à la
langue, le malade ne pouvait plus parler, il fut
près de deux mois dans cet état.

La langue s'étant dégagée, il survint vers la fin
de la convalescence une légère difficulté de respirer qui augmentait de temps en temps, et qui
était accompagnée de toux et quelquefois de fièvre.

Le malade rechuta dans cet état, il eut une autre fièvre maligne comme la première. La partie
la plus affectée fut la poitrine qui ne se dégagea
que par l'expectoration d'une grande quantité de
matières purulentes. Ce crachement, qui paraissait d'abord salutaire, affaiblit beaucoup le malade ; dans la suite de la fièvre et le frisson se mi-
rent de la partie ; le marasme et la faiblesse étaient
presque au dernier période ; il parut même un
dévoiement de temps en temps, mais les pieds ne
se gonflèrent point, la sueur ne se montra jamais.

(42) Il serait à désirer que chaque médecin thermal
pût se livrer à ces études d'hydrologie comparée qui
avaient permis aux Bordeu de si bien connaître les eaux
des Pyrénées ; la science et les malades n'auraient qu'à
gagner à ce que, au lieu de réclamer pour sa station
quantité de maladies qui seraient mieux à leur place
ailleurs, chacun s'applique à distinguer nettement les cas
auxquels ses sources peuvent le mieux convenir.

C'est dans cette triste situation que le malade fut envoyé à Cauterets. Le plus grand, le plus menaçant de ses symptômes était de ne pouvoir respirer : il ne s'était pas couché à plat depuis trois mois ; il était à même de suffoquer plusieurs fois dans la journée.

Les eaux de Laraillère ne firent rien de remarquable de sept ou huit jours, mais celles de Mauhourat allégèrent la poitrine et diminuèrent l'asthme dès la troisième prise : elles soutinrent ces bons effets de plus en plus, et au bout de trois semaines le malade fut totalement changé, gras, vigoureux, sans asthme ni crachement.

L'hiver suivant se passa assez bien, sauf quelques accès de fièvre. On eut recours aux mêmes eaux la saison d'après. L'hiver qui suivit celle-ci fut plus malheureux que le précédent. Il survint un rhume avec un crachement de sang, et ensuite depuis l'asthme reparut : tout fut dissipé par les eaux de Mauhourat.

N. B. C'était ici un asthme convulsif compliqué avec un ulcère au poumon ; l'ulcère guérit, mais la disposition convulsive n'a pas cessé, c'est elle qui fait que la langue se prend de temps en temps. Les eaux la délogent pour ainsi dire sans la détruire ; il faudrait qu'elles changeassent le tempérament qui est mélancholique, et disposé aux arrêts et autres symptômes hémorrhoïdaux.

Quoiqu'il en soit, voilà un exemple qui prouve que les eaux de Mauhourat sont antispasmodiques

et calmantes ; elles sont cependant des plus vives
de Cauterets (43).

7° *Asthme humide.* — M. X, d'un tempérament
molasse, humide, et peu vigoureux, eut dès son
enfance des maux aux yeux, et puis des fluxions
à la bouche. Les exercices qu'il fit dans son enfance ne le remirent point, il fut toujours comme
bouffi, et enfin il devint sujet à l'asthme qui avait
tous les symptômes d'un asthme humide. Après
avoir tenté toutes sortes de remèdes, il fut à Cauterets l'année passée, ayant deux ou trois attaques
chaque jour. Il but les eaux de Laraillère qui ne
firent rien de remarquable les premiers jours.

Il prit ensuite celles du Petit Bain, et en peu de
temps ses attaques furent éloignées de trois ou
quatre jours. Il vint ensuite à n'en avoir chaque
semaine qu'une seule, qui n'était pas à beaucoup

(43) Si Bordeu eût connu les ressources de l'auscul-
tation, il n'eût pas manqué de s'en servir ici pour assurer son diagnostic. L'espèce de vomique qui dégagea la
poitrine du malade, et que Bordeu explique par un
ulcère au poumon, ne pouvait-elle pas être le signe et
le résultat d'une pleurésie purulente, laquelle rendrait
compte, au moins aussi légitimement qu'un asthme convulsif, des symptômes généraux observés et de cette
difficulté presque continuelle de respirer qui fit envoyer
le malade à Cauterets ? — Quoi qu'il en soit, dirai-je
avec Bordeu, j'appelle l'attention sur les heureux effets
de l'eau de Mauhourat dans ce cas, effets supérieurs à
ceux de la Raillère, démontrant à la fois et qu'il existe
de ces idiosyncrasies difficiles à expliquer pour lesquelles il est bon de posséder des ressources variées, et
que Bordeu, connaissant ces dispositions particulières,
savait utiliser les sources qui leur convenaient le mieux.

près aussi forte que les précédentes. Je le trouvai à Cauterets à l'usage de ces eaux, et si heureusement qu'il y avait près d'un mois qu'il n'avait rien senti. Il se retira se croyant parfaitement guéri, et on m'a rapporté qu'il n'a point eu d'attaques de cette année.

Il y avait, la première saison de cette année 1750, un seigneur qui avait à peu près le même mal, qui était du même tempérament et qui usait aussi des eaux du Petit Bain : il a été fort soulagé.

N. B. Nous ordonnons ordinairement la fontaine de Laraillère pour les asthmes secs, et celle de Mauhourat ou du Petit Bain pour les humides. Ces dernières sont constamment plus vives et plus actives que les premières (44).

8°. *Sécheresse du poumon avec difficulté de respirer.* — Un jeune homme âgé de 26 ans, d'un tempérament sec, noireau, bilieux, ayant le col long, les épaules étroites, les hypochondres rentrés, avec la voix fort belle, ayant vécu à tous égards, et surtout chanté beaucoup, perdit d'abord la voix ; il eut un rhume violent qui passa avec les adoucissants ordinaires sans expectoration. Il

(44) Ces deux cas, où l'existence de l'asthme ne saurait être mise en doute, et dont l'un a été observé par Bordeu à Cauterets même en 1749, prouvent les excellentes propriétés contre cette affection du *petit bain*, (Bruzaud), malheureusement disparu, et que l'on remplace assez efficacement aujourd'hui par César ou les Espagnols. On voit que Bordeu reconnaissait deux sortes d'asthme, le sec et l'humide ; et pour chacune d'elles il avait sa fontaine préférée.

avait de la peine à se faire entendre ; il sentait continuellement une chaleur vive dans l'intérieur de la trachée, et sa respiration même était pénible et douloureuse.

Les eaux de Laraillère, qu'il a prises en boisson seulement cette année 1750, ont dégagé et assoupli sa poitrine ; sa voix revint un peu plus au vingtième jour ou environ : il engraissa, son teint s'éclaircit, et son pouls, qui était toujours sec et serré, s'assouplit et devint un peu plus fort (45).

Il y avait en même temps un jeune homme du même âge, mais dont le tempérament était moins sec, qui avait la même maladie, et qui était surtout fort alarmé d'un serrement vers le sternum, que les mêmes eaux dissipèrent. Celui-ci prit beaucoup plus d'embonpoint que le précédent.

Enfin une boulangère qui devint sujette à un sifflement très-vif de sa respiration, et qui perdait la voix de temps en temps, avec des suffocations irrégulières, se trouva très-bien des mêmes eaux qui dissipèrent le sifflement et dégagèrent la respiration.

N. B.—Ces trois malades avaient eu recours aux saignées, aux bouillons et aux laitages sans aucun succès marqué.

Je les exhortai tous trois à revenir la saison prochaine. Ces pertes de voix sont bien différentes de celles dont j'ai parlé à l'article de Bagnères ; il est

(45) Les détails d'observation que Bordeu accumule ici ne font-ils pas revivre son malade sous les yeux du lecteur ?

fort important de ne pas les confondre. Les premières venaient d'un relachement, et celles-ci
d'une sécheresse convulsive. Il fallait donner du
ton, exciter les solides, diminuer le volume des
humeurs dans le premier cas ; et dans ceux-ci il
s'agissait de dégager des capillaires remplis de
sucs visqueux et desséchés, il fallait faire des
résolutions semblables à celles dont j'ai parlé à
l'article de Barèges (46). Ces dernières eaux
n'auraient-elles pas produit le même effet que
celles de Cauterets ?

9⁰ *Ulcère au poumon compliqué avec un engorgement du foie.* — Un religieux, naturellement bilieux
et d'un tempérament pour ainsi dire hémorrhoï-
dal, eut deux ou trois attaques de jaunisse qui se
terminèrent par un engorgement au foie. L'embarras fut d'abord peu considérable ; on le négligea, jusqu'à ce qu'il survint une fièvre avec un
crachement de sang, ensuite de pus ; le malade
maigrissait. Les bouillons et les laitages irritèrent
ses maux, le pouls devenait fiévreux de plus en
plus. Enfin on pensa aux eaux de Cauterets, celles
de Laraillère.

Elles firent cracher beaucoup et passèrent

(46) Qu'on veuille bien remarquer les distinctions
cliniques que Bordeu établit entre ces pertes de voix,
ces aphonies justiciables les unes de Bagnères, (eaux
sulfatées), les autres de Barèges ou Cauterets (eaux sulfureuses). Si les explications physiologiques sur lesquelles il s'appuie ne sauraient être admises de nos jours,
elles ne montrent pas moins combien ce grand observateur cherchait à se rendre compte des faits.

copieusement par les urines ; les crachats tarirent
en deux mois ; l'embarras du foie se dissipa, ou
du moins devint insensible ; la poitrine, les forces
et l'embonpoint se rétablirent.

N-B. — On a souvent éprouvé les eaux de
Cauterets, surtout celles de Laraillère, pour des
ulcéres aux poumons.

M. Borie père entrevoyait il y a trente ans la
vertu de ces eaux pour ces sortes de maladies,
mais il n'osait point se décider pleinement.

Les épreuves de mon père, surtout avec les
Eaux-Bonnes, ont enfin prévalu ; il n'est personne
qui ne sache que les eaux sulfureuses sont bonnes
pour la poitrine.

Je crois, après avoir vu plusieurs sortes de cas,
que Cauterets convient à ceux qui sont fomentés
par des embarras d'entrailles, les mêmes pour
lesquels M. Desault conseillait les frictions mercu-
rielles sur les hypochondres.

Je connais des sujets qui usent des eaux de
Laraillère depuis dix et quinze années, les autres
depuis moins de temps, pour des crachements de
sang, des purulences, des asthmes, etc. Ils sont
tous noireaux, bilieux, avec des hypochondres
élevés ; ils ont craché du sang épais, noirâtre, de
celui qui venait du foie suivant les anciens qui se
rapportaient à ce qu'ils voyaient au dehors.

Ils se trouvent tous à merveille de l'usage de
ces eaux qui remettent les digestions, et donnent
du jeu et de l'action au foie, qui n'est pour ainsi

dire qu'engourdi (47). Je dis qui n'est qu'engourdi,
et non obstrué, skirreux, ou prêt à tomber en
suppuration ; car je craindrais dans cet état que
les eaux de Cauterets ne fussent nuisibles, et
voici mes raisons.

Un paysan sec, noireau, mélancholique, avait
un engorgement au foie. Il était attaqué chaque
année d'une légère fièvre, avec une petite toux,
difficulté de respirer, faiblesse de voix, et douleur
sourde dans la région du foie. Les eaux de Cauterets ont adouci sa poitrine trois années de suite,
elles ont emporté la toux et la difficulté de respirer ; mais l'engorgement au foie n'a pas diminué :
il a augmenté au contraire au point d'être évidem-
ment skirreux et douloureux. L'usage des eaux
de Laraillère a provoqué cette année 1750 une

(47) On ne saurait invoquer de témoignage plus sin-
cère, plus impartial, ni plus probant que celui de Bordeu en faveur de la grande valeur et de la vieille renommée des eaux de Cauterets contre les ulcères au
poumon. La réputation que ces eaux se sont acquise à
bon droit contre les affections de la gorge a un peu trop
fait oublier leur action contre la phthisie : il me paraît
bon de la rappeler ici, mais en faisant remarquer, après
Bordeu lui-même, qu'il faut savoir choisir les cas rele-
vant de Cauterets, et ceux plus justiciables d'autres stations, p. ex. des eaux arsenicales d'Auvergne. Après
Bordeu encore je rappellerai que Cauterets est riche de
sources à minéralisation variée, dont plusieurs s'appli-
quent utilement à différentes formes de la phthisie. La
Raillère et Mauhourat d'un côté par exemple, de l'autre
César, les Œufs, le Rocher. Quelle station peut offrir
au médecin une richesse égale, sans compter les moyens
accessoires, humage, pédiluves, bains, douches, etc.
dont Cauterets est si abondamment pourvu ?

hémoptysie violente ; la fièvre est devenue continue, la douleur du foie vive, etc...

Je crois que ce foie naturellement sec devint
skirreux et porta ensuite sur la poitrine de quelque manière que ce puisse être. Les eaux résol-
vaient et dissipaient les premières années les
environs du noyau skirreux ; mais celui-ci s'étant
durci, appierri pour ainsi dire de plus en plus,
et devenu irréductible, les eaux ont dû faire plus
de mal que de bien (48).

La poitrine était sèche, c'est-à-dire dans un état
opposé à l'heureux effet des eaux, car nous
voyons qu'elles agissent bien plus efficacement
sur les poitrines molasses et embourbées simplement, que sur celles qui sont sèches et tubercu-
leuses.

Une dame maigre, sèche, vive, sujette à de
légères purulences au poumon, c'est-à-dire à des
crachements passagers de sang et de pus à la
fonte des tubercules, est morte cette année 1750,
à la suite des eaux de Laraillère.

Au lieu que deux filles pâles, molasses, bouffies,
qui avaient craché le sang, et même le pus, se

(48) Cette observation, sur laquelle Bordeu veut établir une contre-indication des eaux de Cauterets, est
toute en leur faveur. Trois années de suite en effet,
« elles ont emporté la toux et la difficulté de respirer ».
Mais elles n'ont pas agi sur le squirrhe du foie ! Quelles
eaux, je le demande, Bordeu eût-il pu trouver plus
utiles ou moins contre-indiquées contre cet opprobre de
la médecine et de l'hydrologie, le cancer ?

sont retirées en très bon état, avec des couleurs, et de l'aisance dans la respiration (49).

Il faut donc, dans les maux de poitrine qu'on veut traiter avec les eaux de Cauterets, s'orienter d'abord sur l'état des viscères. S'ils sont vigoureux et légèrement gorgés, et que le poumon soit pliant et bien humecté, on peut espérer beaucoup de ces eaux ; si les poitrines sont sèches, tubécu-leuses, et les viscères au bas-ventre skirreux, on doit aller pied à pied, à tâtons, et avec autant de précaution que de confiance. Car enfin quelque fois les cas qui semblent les plus désespérés sont ceux qui précisément réussissent le plus. (V. Verb, ci-dessus, art. 7e).

Nous ne connaissons les maladies qu'en gros pour ainsi dire, ou par l'écorce ; nous ignorons bien des combinaisons que la nature emploie. Nous n'apercevons pas bien des symptômes et des particularités essentielles qui nous échappent et qu'il nous serait nécessaire de pouvoir saisir.

10°. *Fluxions opiniâtres aux yeux.* — Une femme sujette à des fièvres irrégulières et à des dérangements de règles, eut une ophthalmie des plus opiniâtres l'hiver passé ; toutes sortes de remèdes ordinaires furent mis en œuvre, mais fort inutilement.

(49) La théorie de l'éréthisme et de la torpidité, sur laquelle se base encore la médecine des eaux sulfureuses, est toute dans ces deux brèves observations ; les lignes qui suivent ne font que la commenter.

Je fus consulté au mois d'avril dernier : il n'y
avait point de tâche sur la cornée. Les vaisseaux
et l'albuginée étaient gorgés simplement sans être
précisément variqueux. L'engorgement s'étendait
jusque sur le bord des paupières ; il n'y avait point
d'ulcère, la malade paraissait saine d'ailleurs ;
elle avait la peau assez douce, l'estomac bien
réglé, les viscères en bon état. On avait employé
jusqu'aux ptisanes sudorifiques, les mercuriaux,
les laitages, les vésicatoires, etc..

Je fus d'avis que la malade allât à Cauterets se
baigner à Laraillère, et ensuite au Petit Bain ;
boire à forte dose à Laraillère, et puis à Mauhourat ; et enfin se laver les yeux avec la même eau
de Laraillère. Cet usage des eaux la guérit en
trois semaines ou environ ; elle n'a plus eu de
fièvre, ni de dérangement, et ses yeux n'ont plus
été attaqués depuis le mois de Juin.

N. B. — L'on me demande pourquoi je me dé-
terminai à ordonner les eaux minérales, et précisément celles de Cauterets, je réponds que j'a-
vais vu guérir une maladie semblable à Cauterets,
et que je ne savais que historiquement de pareilles observations sur les autres eaux. Je me laissai
conduire par le seul empirisme, car enfin où trouver la raison pour donner la préférence aux eaux
de Cauterets sur tant d'autres eaux minérales et
tant d'autres remèdes (50) ?

(50) Et n'est-ce pas l'empirisme qui a été le premier
germe, la première base de la médecine ? Avouons cependant que si Bordeu savait se laisser conduire par
l'empirisme, il ne lui obéissait pas en aveugle, et lui
reconnaissait des bornes et des écueils.

4

Etendons, puisque nous en sommes là, les aveux que nous avons faits à cet égard à la partie de Bagnères, (§ 1er, art. 7., no 3, et ailleurs).

La médecine rationnelle ne sert pas à beaucoup près aussi solidement que bien des gens paraissent le croire; peut-être même fait-elle autant de mal que de bien: qui ne tremble, avec les confrères qui agissent de bonne foi, dans ces occasions où l'on n'a que le raisonnement pour guide?

L'empirisme bien entendu est plus sûr et plus sage ; je dis plus, il est nécessaire. Lorsqu'on me consulte sur nos eaux pour quelque maladie que ce soit, je réponds comme si on me demandait: Avez-vous vu tel ou tel cas? Quel est le plus approchant du mien? Et dans le vrai, je crois qu'il n'y aura jamais que les petits observateurs, les imaginations fausses qui trouvent à redire à cette conduite. Un médecin riche en observations est le seul qui puisse donner un avis salutaire. Les verbiages, les discussions théoriques, les disputes d'école ne sont qu'une broderie fort inutile en soi, et très-ennuyeux pour les artistes. A-t-on jamais appliqué aux médecins causeurs ce que Cicéron disait des augures, qui auraient dû rire en se rencontrant? Qui peut tenir sans rire ou sans frémir aux étalages inutiles de théories ou de mots? Ce qu'il y a de fâcheux, c'est que l'épidémie des grands raisonnements gagne tous les jours et jusque dans nos montagnes, où la plupart raisonnent à perte de vue, tandis qu'ils ne savent ni faire ni rapporter à sa place une observation circonstanciée, nette et précise.

Il y a à Cauterets une petite source nouvelle que l'on croit être spécifique pour les yeux ; il y en a de pareilles dans presque tous les endroits où il y a des sources minérales, et en voici, je crois la raison : J'ai remarqué (V. 1749), que l'eau monte dans certains endroits et sort sur la terre en bouillonnant sur un petit centre, et faisant ce que nos paysans appellent un œil ; c'est de cette ressemblance prétendue qu'on tire la propriété de l'eau qui se présente de cette façon, pour les maux aux yeux (51).

Et c'est souvent sur des fondements trop semblables à celui-ci que sont assises les vertus de bien de nos eaux : un pâtre, une vieille matrone, un prestolet auront imaginé une opinion ; elle sera parvenue de nos ancêtres à nous, en acquérant en chemin quelque chose de merveilleux : autre écueil contraire à celui dont nous parlions ci-dessus, et qu'il importe d'éviter, quand on se décide pour l'empirisme. Il est assuré qu'on risque, lorsqu'on prend ce parti, de devenir trop crédule, et de s'enticher de mille vieilles sornettes qui sentent les contes de fées ; il faut se te-

---

(51) L'explication donnée par Bordeu me fait croire qu'il ne fait pas ici allusion à la source dite des Yeux, recueillie dans un angle du rocher, auprès de la grotte de Mauhourat, et qui depuis longues années est la seule connue sous ce nom à Cauterets. Cette « petite source nouvelle » ne serait-elle pas de celle de Rieumiset, découverte vers 1740, que Castetbert désigne sous le nom de « fontaine nouvelle », et que C. Camus, d'après la tradition, vantait fort contre les maladies des yeux ?

nir sur ses gardes, prendre un milieu raisonnable: tout le monde le sent, tout le monde le dit, qui le fait? Qui le sait faire?

11° *Remarques sur les rapports des Eaux de Cauterets avec celles de Barèges et de Bagnères.* — Les eaux de Cauterets sont éprouvées par l'estomac; elles passent pour spécifiques pour la plupart des dérangements de ce viscère, les indigestions habituelles, les coliques, les dévoiements; nous avons des observations qui confirment ces vertus (52).

Les eaux de Barèges, elles, paraissent ramollir ce viscère, le relâcher, l'affadir, mériter enfin beaucoup moins le titre de stomachiques que celles de Cauterets.

Quoique toutes ces eaux semblent être de même nature, elles ont pourtant des différences réelles qui font que les unes sont plus toniques et les autres plus relâchantes (53).

On a vu, article de Barèges, qu'en suivant ces idées, j'avais envoyé à Cauterets un Anglais sujet

(52) C'est cette vérité que Borie, bien avant Bordeu, exprimait dans son ouvrage de 1714, en disant des eaux de Cauterets qu'elles sont *stomacales* ; un peu plus bas Bordeu leur donne « le titre de stomachiques », et prouve combien elles le méritent.

(53) Ici se montre le génie intuitif de Bordeu, à qui l'observation clinique avait suffi pour distinguer nettement les effets et les propriétés des diverses eaux des Pyrénées.

à des dévoiements glaireux, que Barèges augmentait, et que Cauterets guérit.

Une dame sujette à des pertes périodiques, qu'elle savait elle-même avoir beaucoup de rapport avec les dispositions de son estomac, prit les eaux de Barèges qui ne la soulagèrent point : elle eut recours à celles de Cauterets qui la guérirent.

La dame qui fait le sujet de l'observation 14e (n° 4, partie de Barèges), qui guérit ou qui fut fort soulagée à Barèges, s'était mal trouvée des eaux de Cauterets.

De même une dame religieuse, maigre, sèche, vive et sujette à des dérangements des règles, avec des glandes au col, devint plus malade à Cauterets et fut très soulagée à Barèges.

Les eaux de Cauterets ne sont presque pas en usage pour les plaies et les ulcères, on ne sait pourquoi ; car on en a vu guérir plusieurs par l'usage des eaux du Bois et celles de Laraillère. C'est ici une erreur populaire sans fondement solide (Voy. la dissertation de mon père sur les eaux du Béarn) (54).

(54) Me sera-t-il permis de partager la surprise de Bordeu ne s'expliquant pas pourquoi les eaux de Cauterets, qui ont fait leurs preuves « pour les plaies et ulcères », ne sont pas plus employées contre ces affections ? Je réclame pour elles la cure de nombre de ces cas : car j'en ai vu guérir par les eaux de César et du Bois, comme j'en ai vu d'autres influencés par ces dernières après être restés insensibles à un long traitement de Barèges. Est-ce, comme le dit Bordeu, « que le feu qu'excitent nos eaux soit de plus de durée que celui des eaux de Barèges, vif mais passager ? »

Les Eaux de Barèges sont plus adoucissantes et moins vives à tout prendre que celles de Cauterets, quoique celles-ci semblent agir plus lentement ; le feu qu'elles excitent est de plus de durée. Celui des eaux de Barèges est vif, mais passager : ces eaux relâchent en échauffant, et celles de Cauterets échauffent en resserrant, etc..

Quoique les malades dont il est question (obs. 3ᵉ et 4ᵉ de cette partie), eussent eu besoin d'être secoués et d'user d'apéritifs, ils se trouvèrent mal des eaux de Bagnères, parce que leurs humeurs manquant de baume, il leur fallait un remède qui fût apéritif et adoucissant tout ensemble.

Les eaux de Cauterets paraissent tenir un milieu entre celles de Barèges et de Bagnères : elles portent du feu, elles embaument, elles fondent comme les premières, et elles piquent, elles aiguisent, elles raniment les excrétoires engourdis, comme les secondes.

Heureuse combinaison que celle des Eaux qui réunit ainsi des vertus contraires ! (55).

Au reste je ne présente que des idées générales qui auront besoin d'être éclaircies dans la suite ; ce n'est ici que l'ébauche de mon système.

(55) Heureuses aussi les stations qui possèdent des eaux si précieuses et si riches en vertus opposées ! Aux malades et aux médecins de savoir utiliser celles qui leur conviennent !

CHAPITRE TROISIÈME.

Observations sur l'administration des eaux, sur la disposition des fontaines, etc.

1° *L'usage des bains dans le temps des pertes.* — On peut boire les eaux minérales dans le temps des règles. Je l'ai dit à l'article de Bagnères, je l'ai vu pratiquer à Barèges, à Cauterets et ailleurs. Je n'ai jamais rien observé qui dût faire craindre cette pratique. Il y a pourtant des femmes qui n'oseraient la mettre en usage ; il est même reçu par les habitants de Cauterets qu'il faut bien se garder de prendre des eaux en pareilles circonstances (56).

J'ai vu très souvent boire les eaux pour des pertes irrégulières blanches et rouges : ces pertes sont quelquefois augmentées par l'usage des eaux, mais il ne faut pas s'arrêter pour cela.

(56) Cet usage ne s'est pas maintenu à Cauterets ; mais si de nos jours les femmes y boivent les eaux pendant le temps des règles, du moins se dispensent-elles généralement de prendre des bains à ces époques, comme d'ailleurs cela se pratique, et avec juste raison, dans bien d'autres stations thermales.

J'ai vu les eaux prises en boisson avancer le temps des règles ; je les ai vues les procurer après un usage de huit jours seulement chez des filles qui ne les avaient jamais eues, et qui avaient des pâles couleurs.

J'ai vu trois filles à qui deux bains de Laraillère ont avancé les règles.

J'ai vu ces mêmes bains faire reparaitre de nouveau les règles qui avaient cessé depuis deux ou trois jours ; j'ai souvent fait prendre des bains avec des pertes blanches. La malade qui fait le sujet de l'obs. 4ᵉ (partie de Cauterets) rougissait son bain, et j'ai dès lors vu d'autres femmes se baigner avec des pertes rouges.

Le premier effet apparent a toujours été l'augmentation de la perte. Mon embarras serait de savoir, après toutes ces observations, si, comme on peut boire les eaux minérales avant et immédiatement après les règles, et pendant les pertes blanches ou rouges, on ne peut pas aussi se baigner même dans le temps des règles. Les raisons prises de l'usage contraire n'ont aucune réalité ni fondement solide.

Qui ne voit la différence qu'il y a de plonger le corps entier dans l'eau chaude, ou de mouiller seulement une partie, les pieds ou les mains, avec de l'eau froide. Mille filles deviennent la victime de leur imprudence lorsqu'elles se lavent les jambes avec de l'eau froide pendant leurs règles ; il n'en est pas ainsi de l'eau chaude, et des règles qui viennent de s'arrêter brusquement. Qu'arrive-rait-il si l'on y trempait tout le corps ? les règles ne paraîtraient-elles pas de même ?

En un mot, on le voit par les observations que je viens de rapporter, l'effet le plus ordinaire des bains, c'est de réveiller l'action de la matrice, de procurer les règles, de les faire reparaître, d'augmenter d'abord les pertes. Comment arrêteraient-ils les règles ? (57).

Cette discussion paraît d'abord de peu de conséquence, puisque après tout il n'y a pas grand mal à ce que les femmes qui ont leurs règles suspendent les bains ; mais elle tient à l'importante question des excrétions, elle porte le flambeau de la vérité dans l'obscurité de plusieurs pratiques antiques qui ont dégénéré en préjugé même chez les médecins. Nous l'abandonnerons cependant en observant que si la pratique apprend que cette augmentation des pertes occasionnée par les bains n'est pas à craindre, l'analogie démontre aussi qu'elle est nécessaire.

Car enfin il en est de ces pertes comme des dévoiements que nous guérissons tous les jours par les purgatifs; il en est comme de ces rejets de la transpiration qui agacent la peau, et que nous gué-

(57) On le voit, Bordeu reconnaît manifestement l'action *utérine* des eaux de Cauterets, et principalement de la Raillère : il eût été plus explicite encore s'il eût connu les bains du Petit St-Sauveur et du Rocher. Après tout il conclut à la pratique généralement admise aujourd'hui, « que les femmes qui ont leurs règles suspendent leurs bains ».

rissons par des dipnoïques et sudorifiques lorsqu'ils ne sont pas bilieux, etc. (58).

Cette nécessité de l'action des eaux indique la
marche de la nature, et éclaircit la façon d'agir
des remèdes : elle tient à mille questions impor-
tantes, je le dirai ailleurs.

2° *L'effet purgatif de ces eaux.* — Les eaux de
Cauterets purgent quelquefois : doivent-elles être
regardées comme purgatives pour cela ? Non sans
doute, et il en est comme des eaux de Barèges qui
constipent ordinairement, quoiqu'elles lâchent le
ventre les premiers jours. Il faut pourtant avouer
que les eaux de Cauterets portent beaucoup moins
à la peau que celles de Barèges ; elles passent
mieux par les urines, et elles purgent souvent.

J'ai proposé à l'article de Bagnères mes doutes
sur la vertu purgative de ces eaux. J'ai insinué
que j'étais fort porté à penser qu'elles ne purgent
que par accident.

Les eaux sulphureuses sont encore beaucoup
moins purgatives, et j'imagine qu'elles n'agissent
les premiers jours que comme l'eau la plus commune qui lâcherait le ventre si on en prenait une
bonne dose chaque matin. C'est par la quantité,
c'est par le poids, en délayant les matières et non
en irritant proprement à titre de purgatif. J'ai ouï

---

(58) Thérapeutique que l'on a tous les jours l'occasion
de mettre en pratique aux eaux minérales : application
intelligente du précepte « *similia similibus curan-
tur* ».

dire à des connaisseurs que tous les médicaments étaient purgatifs : et cela est vrai, ils le sont suivant le cas, suivant la disposition des premières voies. On peut avancer, en suivant le même principe, qu'il n'y a aucun médicament qui soit purgatif : en effet ceux qui paraissent les plus décidés, donnés pendant plusieurs jours, purgent les premiers, et non point les suivants, c'est-à-dire qu'ils ne mordent qu'à proportion qu'ils trouvent à mordre.

Les eaux sulphureuses même agissent ainsi à certains égards : elles évacuent les premières voies lorsqu'elles sont farcies ; et dès que celles-ci sont libres, les eaux passent dans le sang. Il est même aussi essentiel qu'elles y passent qu'il est bon qu'elles aient nettoyé les premières voies.

Voilà de quoi rassurer ceux qui s'étonnent de voir que des médecins répondent toujours tant mieux, soit qu'on leur apprenne que les eaux purgent ou qu'elles ne purgent point.

Au reste, comme il est essentiel pour la plupart des maladies chroniques de faire couler le ventre, nous avons recours à des purgatifs plus décidés que nos eaux ; nous appuyons l'un par l'autre, les purgatifs agissent souvent plus efficacement lorsque nos eaux ont préparé les voies. Nous employons les sels ordinaires, les drogues simples.

J'ai eu occasion de remarquer de très-bons effets produits par l'addition du nitre à petites doses aux eaux de Cauterets, sur des filles qui

étaient bouffies, et qui avaient la poitrine embour-
bée, des pâles couleurs, etc. (59).

3° *S'il est essentiel de promener pour digérer les
eaux.* — Il est reçu dans toutes nos vallées qu'il
est nécessaire de promener autant qu'on peut
lorsqu'on vient de prendre les eaux. On voit les
malades aller et venir, et se donner mille mouvements : on prétend hautement que la digestion
des eaux ne saurait se faire sans cela.

Je ne connais aucun médecin qui ait le moindre
doute là-dessus, hors mon père qui prétend que
cet exercice peut être nuisible et qu'il est inutile,
dans sa dissertation sur les Eaux du Béarn.

Je trouve aussi qu'un médecin anglais nommé
M. Slave, est persuadé que les eaux passent beaucoup mieux lorsqu'on se tient en repos dans
un lit.

Voilà ce qui m'a conduit à examiner l'opinion
commune et ses fondements, et à observer de
près ce qui se passe sur nos malades.

Il m'a été impossible d'obtenir de ceux qui sont

---

(59) Il paraît évident que Bordeu ne redoutait pas
l'effet purgatif des eaux de Cauterets, effet qui se manifeste assez ordinairement dans les premiers jours de
leur usage. Un excellent moyen de l'arrêter est de nos
jours, comme du temps de Bordeu, un purgatif salin.
Il mettait également à profit l'action diurétique de nos
eaux, et cherchait à l'augmenter par l'addition de
nitre à la boisson minérale : cette pratique ne s'est pas
conservée. Mieux vaut d'administrer l'eau sulfureuse
pure, et les médicaments pharmaceutiques en dehors
d'elle, à un autre moment de la journée.

en état de promener, de se tenir tranquille ; il
est inutile et même dangereux de heurter directe-
ment les opinions reçues. Mais j'en ai surpris qui
ne pouvaient pas agir et qui ne se trouvaient pas
mal des eaux. 1º Il y en a qui prennent les eaux
dans leurs chambres. 2º J'en ai fait prendre à des
malades dans leur lit. 3º J'ai vu dix ou douze
estropiés à Barèges qui ne pouvaient pas se
remuer et qui usaient des eaux. Ces exemples
m'ont prouvé que l'exercice n'est pas essentiel,
mais ils ne m'ont pas mis à portée de décider s'il
n'est pas utile, et s'il peut devenir nuisible.

Il m'a fallu, pour avancer, suivre la nature, et
examiner la digestion de nos eaux ; qu'arrivera-
t-il à l'estomac plein d'eau, ou qui en contient au
moins autant qu'il a voulu en recevoir, car on
n'avale jamais autant d'eau que l'estomac peut
en contenir ?

L'estomac se prépare pour ainsi dire à recevoir
l'eau, il se dilate jusqu'à un certain point seulement et cette dilatation n'est pas certaine, passive,
c'est-à-dire que le ventricule ne se remplit pas
comme un réservoir.

J'ai mille exemples qui me prouvent là dessus
que l'estomac agit et qu'il entre en mouvement,
lorsqu'on avale l'eau. Il est curieux de voir nos
buveurs, les uns vomir, les autres sentir des
sursauts sur la région épigastrique, les autres
avoir des défaillances, des vertiges, des palpitations, des frissons, des tremblements, symptômes
qui indiquent tous l'action de l'estomac dont
je parle.

Or cette action se réduit à la fin à une sorte de resserrement qui s'oppose à ce qu'il entre plus d'eau dans l'intérieur du ventricule ; il est plein dans ce sens-là. Le pylore n'est il pas serré autant à proportion que le cardia, et en même temps ? Pour moi je le crois, je ne concevrais pas sans cela pourquoi l'estomac plein d'eau ne se vide pas tout de suite. Il est des gens dans lesquels il reste plein des heures entières : on le leur touche, il fait bosse sur la région épigastrique.

C'est dans cet état de l'estomac que se fait la digestion de l'eau ; elle est renfermée dans un réservoir, et apparemment il lui arrive certaines modifications que je n'examine pas ici.

Considérons seulement la digestion de la part de l'estomac : il s'est dilaté, il s'est serré, il se roule ensuite sur lui-même, il mêle ses sucs propres à ceux qui sont dans sa cavité ; il ne laisse rien passer dans le pylore qu'il ne l'ait éprouvé ; il se fait dans ce qu'il contient des développements qu'il est important qu'il sente ; il se vide peu à peu, non point à secousses, et par l'écoulement pur et simple des matières, mais parce qu'il les chasse et qu'il se rétrécit à proportion. Cette action du ventricule exige-t-elle pour être plus parfaite d'être soutenue par les secousses extérieures et redoublées du diaphragme et des muscles de l'abdomen ? Ces pressions forcées ne gènent-elles pas au contraire l'estomac ?

Prenez garde que je mets à part les indices tirés de l'habitude, et ces raisons qu'on peut puiser

dans ce qui se passe chez certaines gens que je
suis en droit de regarder comme incommodés,
s'ils ont besoin de se donner du mouvement pour
faire leur digestion. Je prétends établir une loi, la
plus générale qu'il se puisse : je cherche la voie
la plus ordinaire, la plus naturelle.

Cela posé, je réponds qu'il me semble que l'estomac peut être dérangé dans son action par des
mouvements extérieurs forcés. Car, outre qu'ils
ne se font qu'aux dépens des forces de l'estomac,
c'est qu'ils le secouent irrégulièrement, ils l'ir-
ritent hors de propos, ils l'empêchent d'agir avec
la douceur et l'égalité qu'il contient. Dans ce fait
je vois que les Espagnols, nos paysans, les en-
fants, et les bêtes dorment pour faire la digestion.
Je vois bien des personnes qui ne sauraient digérer leur dîner s'ils ne font un petit somme, et ce
qui me paraît singulier, c'est qu'il y en a qui ne
font pour ainsi dire que s'oublier et à qui ce moment de sommeil allège prodigieusement l'estomac. Il me semble que l'action de celui-ci se
fasse dans un instant, qu'il n'ait qu'un coup à
porter; cela fait, il est à son aise. Il est pour ainsi dire un point singulier de digestion, un moment auquel toute la machine est occupée à digérer, à réunir toutes ses forces pour un seul objet.
Tout ceci au reste s'accorde parfaitement avec ce
qui arrive aux autres fonctions, quoiqu'on puisse
le trouver étrange et singulier, en le comparant à
tout ce qu'on a dit sur la question de la digestion,
question si agitée et si peu connue après tout.

Quoi qu'il en soit, qu'on s'en tienne, si l'on veut, sur ce que nous cherchons, à ce qu'on avance au sujet de la digestion des aliments ordinaires, c'est que les uns les digèrent en dormant, les autres en veillant et en agissant : j'y consens.

Voilà qui suffit pour déranger l'opinion ancienne sur les mouvements qu'on croyait devoir se donner nécessairement pour faire la digestion des eaux minérales (60).

Au reste mes examens sur ce qui se passe chez les buveurs d'eau m'ont fait apercevoir que si certaines gens boivent trop d'eau, ce qui fait que l'estomac se défait de ce poids inutile par regorgement pour ainsi dire, soit du côté du cardia, soit du côté du pylore, il en est aussi beaucoup qui en prennent trop peu. L'estomac ne digère pas mieux un peu d'eau qu'il ne digère une seule bouchée de pain ; il lui faut une certaine résis-

(60) Bordeu, comme son père, bat en brèche l'opinion généralement reçue de son temps dans les stations des Pyrénées, « qu'il faut promener pour digérer les eaux ». Néanmoins il reconnait que l'observation seule des malades n'a pas suffi à l'éclairer. Réduit à recourir à des considérations physiologiques, il nous montre l'action réelle, mécanique, chimique et absorbante à la fois de l'estomac dans la digestion des liquides. Mais il ne se décide pour ainsi dire qu'en hésitant à admettre que le mouvement n'est pas nécessaire pour faciliter et assurer la digestion de l'eau. Il faut reconnaître qu'il appuie sa décision de considérations pleines de sens et d'exemples fort bien choisis. Et cependant elle n'a pas prévalu, l'usage général à Cauterets et ailleurs étant de se donner du mouvement après chaque verrée d'eau.

tance, un certain volume, quelque chose qui ne se perde pas dans sa cavité (61).

Dirai-je que croyant avoir vu clairement, sur tant de différents sujets, l'action que j'attribue à l'estomac, action que je crois nécessaire pour que la digestion des eaux se fasse, j'ai cru apercevoir aussi que les purgatifs même et les autres remèdes se digèrent comme nos eaux, qu'ils ne sont jamais si efficaces que lorsqu'ils sont bien digérés, dans ce sens là que l'émétique même, masqué avec une dissolution de manne, ou avec quelque sirop qui le fera digérer par l'estomac, fera beaucoup plus d'effet que lorsque ,donné à nud, il se fait chasser tout de suite.

Enfin j'ai eu occasion de me convaincre que nos eaux se digèrent beaucoup mieux lorsqu'on les joint à des aliments au repas, ou bien même en suivant une pratique ancienne que je trouve établie à Cauterets ; la voici : toutes les personnes du peuple qui sont en état boivent un coup de vin blanc et mangent une croûte chaque matin en arrivant de la fontaine. On prétend que l'eau passe beaucoup mieux prise de cette façon. Tout cela appuie mes idées (62).

(61) Ici Bordeu se déclare plus nettement l'adversaire des doses minuscules de boisson. Si les médecins de notre époque ont réduit raisonnablement les proportions exagérées qu'ordonnaient leurs anciens, lesquels mesuraient l'eau sulfureuse par *livres*, généralement aussi ils évitent de descendre à des doses infimes, et rares sont ceux qui prescrivent nos eaux par cuillerées, même aux plus malades et au début du traitement.

(62) Adoptée et mise à la mode d'abord par les mala-

Ne terminons pas cet article sans faire une remarque qui tient aussi à la matière que nous trai-
tons : elle regarde l'abus qu'il me parait qu'on
fait de la boisson, surtout dans les maladies aiguës ; on presse sans cesse les malades de boire.
A quoi aboutissent tous les efforts qu'ils sont
obligés de faire ? Il en est comme de ceux qui boivent de l'eau minérale à chaque instant. Autre
chose est boire beaucoup d'eau à la fois, autre
chose en boire souvent. Je regarde cette eau comme perdue au moins ; il est question de boire
lorsqu'on a soif, c'est-à-dire lorsque la machine
est disposée à faire la digestion de l'eau, le matin à jeun, parce qu'on a ordinairement faim à
cette heure lorsqu'on n'a pas soupé la veille, à
midi, et aux autres repas. Ainsi l'eau entre dans
le sang et s'y mêle, au lieu que lorsqu'on la prend
sans mesure elle se perd, elle se dissipe, elle passe dans les interstices des fibres de l'estomac, et
va tomber dans la vessie.

On a beau dire qu'elle lave, qu'elle relâche,
qu'elle imbibe les sucs ; j'en appelle à ceux qui con-
naissent la manière d'agir de la nature, et l'écono-
mie de ses fonctions. Ils savent qu'on a beau la
presser, et qu'il lui faut un certain temps pour faire
les dépurations et les excrétions des humeurs ; ils

des. cette coutume « du coup de vin blanc pris le
matin » ne s'est que trop répandue parmi « les personnes du peuple en état », qui trop généralement sentent le besoin de *tuer ainsi le ver* au début de la journée, et se dispensent même trop facilement « de
manger en même temps la croûte » traditionnelle.

réduiront le relâchement prétendu, les grands effets supposés des lavages à leur juste valeur (63).

Cette question que je ne fais qu'ébaucher a beaucoup de rapport avec celle de l'action des bains qu'il faudra examiner, toujours guidés par ce que nous observons sur le grand nombre des malades qui en usent sous mes yeux.

(63) Heureusement ces réflexions sensées et justes de Bordeu trouveraient à s'appliquer rarement aujourd'hui aux buveurs de Cauterets : il en est cependant encore quelques-uns, parmi les clients du début et de la fin de la saison surtout, qui devraient les méditer et en faire leur profit.

CHAPITRE QUATRIÈME.

Remarques sur la nature des eaux de Cauterets.

Je serai fort court sur l'analyse des eaux de Cauterets (64). Elles paraissent de la même nature que celles de Barèges ; elles sont pourtant moins huileuses et plus sèches. Cette sécheresse se manifeste au goût, elles resserrent le gosier et laissent un sentiment de stypticité qui vient sans doute d'un acide vitriolique beaucoup plus développé dans les eaux de Cauterets que dans celles de Barèges.

Cependant cet acide est joint à une terre martiale dans ces eaux, ce qui se découvre en y mêlant la poudre de noix de galle à forte dose : elles

(64) Ce dernier chapitre est un de ceux dont on ne retrouve pas trace dans les *Recherches sur les maladies chroniques* des Bordeu : il nous montre le grand hydrologue sous un aspect qu'on est peu habitué à considérer en lui. Nous retrouvons là Bordeu observateur, géologue et chimiste, et je suis heureux pour ce qui me concerne de faire ressortir la part et l'importance qu'il attachait à ces connaissance dites accessoires, et qui cependant sont aussi indispensables au médecin d'eaux que l'histologie, l'anatomie, et bien d'autres branches de la médecine.

rougissent et noircissent par ce mélange beaucoup plus que celles de Barèges.

Les dépôts que ces eaux laissent dans les réservoirs, et qui sont noirâtres et quelque fois jaunâtres comme l'ocre, indiquent encore la même chose (65).

D'ailleurs la gorge de la vallée de Cauterets est bordée de montagnes sur lesquelles j'ai trouvé beaucoup plus de fleurs vitrioliques que sur celles de Barèges.

J'avais déjà parlé du sel qui se trouve dans la fente du rocher où sort la source de Mauhourat. (Voyez mes essais et mon verbal de 1749) (66). Ce sel est fait par l'acide vitriolique : ce qu'il y a de particulier, c'est qu'il ait un goût beaucoup plus acide que le vitriol. Il est blanc, transparent ; il ne faut pas le confondre avec un sel terreux, jaunâtre, vraiment vitriolique, ou du vrai vitriol qui se trouve dans le même endroit.

Je parle des fleurs salines qui sont attachées à cette terre martiale ; ces fleurs m'ont donné beaucoup plus de marques d'acidité que le vitriol de Mars. L'acide y est plus à nud ; il sort de l'eau en

(65) Evidemment Bordeu avait pratiqué lui-même quelques recherches chimiques sur les eaux de Cauterets et sur les dépôts qu'elles forment. Ce qui paraît l'avoir frappé, c'est que ces eaux contenaient plus de fer que celles des stations voisines, et peut-être est-ce pour cela qu'il les disait « plus toniques », comme on le verra plus loin.

(66) V. le ch. Ier, notes 20 et 21. Ce chapitre n'est autre que la partie du verbal de Bordeu de 1749 concernant Cauterets.

si grande abondance qu'il ne trouve pas assez de base pour faire le sel parfaitement neutre (67).

Au reste il est bon de remarquer que la vallée de Cauterets est beaucoup plus près que celle de Barèges des mines de fer qui sont à Louvie, entre la vallée d'Azun et celle d'Ossau : la vallée de Cauterets est limitrophe de cefle d'Azun. Les montagnes y sont noirâtres, chargées d'une terre martiale : elles ne sont pas de purs rochers, ou des amas sabloneux comme à Barèges. Il semble que les mines de fer d'Ossau commencent à Cauterets, non que les filons de la mine s'étendent précisément de ce côté, mais c'est qu'il parait des amas irréguliers de terre martiale dans toutes les montagnes de Cauterets, comme si la matière qui, en faisant une sorte de torrent, a formé les filons de la mine, avait fait des dépôts irréguliers aux environs (68).

(67) Aujourd'hui que le griffon de Mauhourat est parfaitement capté et muré on ne constate plus ces « fleurs salines et ce sel terreux » dont parle Bordeu. Ce n'étaient sans doute que les dépôts abandonnés lentement par l'eau en s'évaporant sur le rocher, et dont le sulfure en s'oxydant à l'air développait l'acidité. Mais on peut remarquer sur les parois même de la grotte de Mauhourat de larges bandes cristallines appliquées contre le granit, et qui y ont été déposées par l'eau minérale à une époque géologique ancienne, alors que ces eaux beaucoup plus abondantes, plus chaudes et plus minéralisées, abandonnaient en se refroidissant à travers leur cheminée d'ascension une partie des sels qu'elles tenaient en solution, des silicates principalement.

(68) Ces lignes sont vraiment remarquables : les inductions géologiques mises en avant par Bordeu pour

Le sel marin et celui de Glauber sont en aussi
petite dose aux eaux de Cauterets que dans celles
de Barèges ; le dernier y est un peu plus abon-
dant à proportion.

Il y a à Cauterets plusieurs sources qui différent
entre elles par nuances. Je détaillerai cela dans
la suite, lorsque, réduisant toutes nos sources de
nos montagnes à deux principales, qui sont pour
ainsi dire les maîtresses sources, et font chacune
une classe à part, quoiqu'elles paraissent absolument parlant de la même nature à l'œil du chimiste, je ferai voir les nuances que la nature suit
pour aller pour ainsi dire de l'une à l'autre. Enfin
je parlerai d'une troisième source mitoyenne entre les deux principales, qui réunit leurs qualités
et leurs vertus, tandis que les autres, que je nomme collatérales, s'en écartent ou s'en approchent
toutes plus ou moins (69).

Je fonde la différence de l'action et des effets

établir les relations qu'il suppose entre les mines de
fer de Louvie et la présence de ce métal dans les eaux
de Cauterets, cette explication de la formation des filons
et des amas isolés par la matière « faisant une sorte de
torrent », et formant des dépôts disséminés aux environs, ne seraient pas désavoués par la géologie de nos
jours. On sait en effet que les filons métallifères cachés
dans nos montagnes y ont été déposés aux époques
géologiques par de véritables « torrents » d'eaux minérales, bien autrement chargées que les eaux actuelles
qui ne sont que leurs derniers représentants à notre
époque.

(69) Encore un paragraphe où Bordeu nous fait voir
à la fois son esprit d'analyse et de synthèse. Il distingue
entre elles les eaux de Cauterets « par des nuances » :
je regrette sincèrement de ne pas connaître ses manus-

des eaux de Barèges et de celles de Cauterets dont je parlais ci-dessus, sur ce que doit nécessairement produire dans celles-ci le vitriol qui y domine plus que dans les autres. Il doit les rendre plus toniques, mais comment ? N'en est-il pas du resserrement des fibres comme du relâchement ? J'ai dit ailleurs que le relâchement ne venait que par les résolutions, et dans ce cas la disposition opposée, ou le resserrement, ou l'augmentation de ton devrait, ce semble, venir d'une cause contraire.

Il est assuré que le changement ou cette espèce de convulsion qui arrive aux fibres par l'effet de quelques corps agaçants ne se soutient pas longtemps, qu'est-ce donc qui donne la contraction aux fibres ou aux vaisseaux ? Elle ne leur vient que de la liberté que les humeurs y trouvent dans leurs mouvements à cet égard ; donc ce relâchement et le ton reviennent à peu près au même, mais les humeurs sont moins élastiques et plus coulantes dans le relâchement, au lieu qu'elles sont plus compactes, plus solides, et plus vigoureuses dans l'état de tension (70).

crits où il a dû « détailler cela dans la suite ». Mais il synthétise aussitôt en ramenant toutes les sources des Pyrénées à deux classes principales, et à une troisième intermédiaire, « quoiqu'elles parussent alors de la même nature à l'œil des chimistes ». Je souhaite qu'un chercheur heureux vienne à découvrir un jour cette partie des œuvres de Bordeu.

(70) L'humoriste se joint ici au chimiste pour expliquer cette différence d'action constatée par le médecin entre les eaux de Cauterets et les eaux de Barèges.

Combien l'action de tous les médicaments, l'irritation, le resserrement, l'effet des absorbants, et celui de tant d'autres sont-ils difficiles à expliquer? Lorsque nos auteurs classiques nous ont parlé d'éréthisme augmenté, d'irritation faite, tout est fini, tout est expliqué, ce semble; mais qu'on se trouve loin de comptes lorsqu'on veut donner une valeur à toutes ces expressions !!!

Preuve nouvelle que l'hydrologue, pour être complet, doit réunir un ensemble de connaissances variées touchant à bien des côtés des sciences physiques et des sciences médicales. Et encore, comme Bordeu, aura-t-il peu le droit de se déclarer satisfait, car tous les jours des problèmes nouveaux au point de vue de la géologie, de la physique, de la chimie, de la médecine proprement dite, viennent surgir devant lui. Combien attendent une solution définitive !

La publication de ce travail inédit de Bordeu aidera peu sans doute à procurer ces solutions. J'ai cru que sorti de la plume de ce maître en hydrologie, il saurait présenter non seulement un intérêt réel, mais aussi une certaine utilité à tous ceux qui aiment à s'occuper d'eaux minérales, des eaux des Pyrénées surtout, et plus particulièrement de cette riche et belle station dont la grande variété de sources lui a valu le nom significatif de *Caüt-è-rets*. Puisse ce légitime espoir d'un de ses fils n'être pas déçu !!!

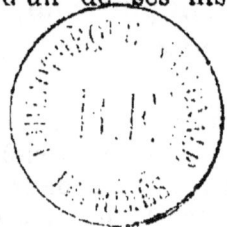

Mai 1883.

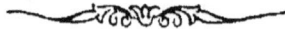

PAU. — IMPRIMERIE VERONESE